KB201293

경이적인 효과와 안정성

요료법의 기적

요료법의 기적

경이적인 효과와 안정성 — 고혈압·당뇨병·류머티즘·심장병·요통·통풍

中尾良一·西田博·森田當也 지음

金素林 엮음

生命水療法

산수야

요료법의 기적

초판 인쇄   2014년 8월 15일
초판 발행   2014년 8월 20일

지은이   中尾良一 · 西田博 · 森田當也
엮은이   金素林
발행인   권윤삼
발행처   도서출판 산수야

등록번호   제1-1515호
주소   서울시 마포구 망원동 472-19호
우편번호   121-826
전화   02-332-9655
팩스   02-335-0674

ISBN 978-89-8097-313-2   03510
값은 뒤표지에 있습니다. 잘못된 책은 바꾸어 드립니다.

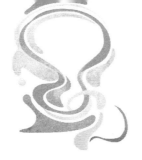

머리말

병(病)을 치유하는 것은 의약품(醫藥品)이 아닙니다. 의약품은 병 치료(治療)의 주체가 아니라 인체가 갖고 있는 자연치유력을 높여 주며 원상회복을 시켜주는 데 불과합니다. 인체란 신이 만든 만물 중에서 초과학적(超科學的)인 창조물입니다. 인체는 신만이 치료할 수 있는 절대적인 힘을 갖고 있습니다. 모든 의약품은 인간이 만들지만 인뇨(人尿)는 신만이 만들 수 있는 절대품입니다. 따라서 오줌의 신비성은 다른 모든 의약품을 능가하는, 의약품이 아닌 고차원적인 치료제란 것을 알 수 있습니다. 본래 신이 인간을 창조할 때 인체 스스로 자신의 병을 치유할 수 있는 능력을 주셨습니다. 그 기능이 저하되었을 때 임시 방편으로 인간의 힘으로 만든 의약품에 의지하여 그 일부를 보수했을 뿐입니다.

과학이 발달한 현대에 와서도 인체는 신만이 창조할 수 있으며 인체의 병은 신만이 치유할 수 있는 절대력을 갖고 있다는 것을 알았습니다. 그 절대력의 산물이 바로 오줌입니다. 다시 말하면, 인체가 갖고 있는 자연치유력을 회복시키는 최선의 치유제가 바로 오줌이란 사실을 알게 됐습니다. 외국에서는 요료법을 GW요법(Gold Water), 생명수 요법(Water Of Life), 3N 요법(시간, 비용, 노력 등이 불필요)이라 부르고 있습니다.

내가 처음 요료법을 시작한다고 했을 때 식구들의 시선(視線)이 굳어졌습니다. 잠시 침묵이 흐른 뒤 집사람이 한마디했습니다.

"세상 사람들이 건강에 눈이 어두워 살아 있는 곰의 쓸개에 호스를 꽂아 마신다더니 이젠 당신까지도⋯."

큰딸이 그 말을 받아서 동정어린 눈빛으로,

"이젠 아빠도 한물가셨군요. 어쩌다가 저렇게 되셨지?" 하는 것이었습니다. 요료법의 저항은 가족에게서 먼저 나타났습니다. 그러나 나는 '기적을 일으키는 요료법'이란 나까오(中尾良一) 선생의 책에서 확신과 신념을 가진 터라 곧 실행키로 했습니다. 가족들은 모르고 있었지만, 1년 사이에 내게는 협심증(狹心症)이 나타났습니다. 수시로 숨이 막히고 그 흉통(胸通)을 참느라 땀을 흘린 적이 한두 번이 아닙니다. 한 번은 차를 타고 부산에 가던 중 흉통 증상이 발작해서 차를 길가에 세워 놓고 진정되기를 기다린 적이 있었습니다. 또 10여 년 전 테니스로 다친 요통 증상이 가끔 재발할 때가 있었습니다. 그뿐만 아닙니다. 손과 발가락 끝이 마비되는 것처럼 차가워지는 것도 느꼈습니다. 이런 증상이 생겨도 마음속으로 혼자 간직한 채 아무에게도 말하지 않았습니다. 내가 요료법을 시작한 것이 1991년 8월 9일입니다. 그 동안 모든 증상이 하나도 발생하지 않았고 요통, 협심증, 손발의 마비 증상이 사라졌습니다. 이런 것을 기적이라 하는 모양입니다.

나는 요료법을 아무에게나 권하고 싶은 생각은 없습니다. 왜냐하면 권하는 사람이 도리어 한물간 사람으로 취급받기 때문입니다. 그러나 꼭 권하고 싶은 사람이 있습니다.

여생이 얼마 남지 않은, 병을 갖고 있는 모든 고령
자들, 한쪽 다리를 관(棺) 속에 넣고 자기의 기일을 기
다리는 사람, 현대의학에서 불치병이란 선고를 받은
환자들과, 10～20년씩 병을 앓고 있는 만성(慢性) 환자,
또 모든 병의 예방을 바라는 사람들은 한번쯤 시도해
볼만한 충분한 가치가 있다는 사실을 말씀드리고 싶
습니다. 끝으로 한마디 더 사족(蛇足)을 달자면 어떠한
환자라도 자신의 요 자체는 해가 없다는 것과, 현대
의약품은 부작용이 있지만 오줌은 무해하며 부작용
또한 전혀 없다는 확신을 가져 달라는 것입니다.
　이 책은 요료법으로 유명하신 나까오 내과의원 원
장인 나까오 선생의 '기적을 일으키는 요료법'과 요
료법 연구가이신 의학박사 니시다(西田博) 선생과 모리
다(森田富也) 선생의 공저(共著) '주저없이 요료법'에서
발췌하였습니다. 이 책이 난치병으로 고생하고 계시
는 모든 환자에게 조금이라도 보탬이 된다면 편역자
로서 무한한 기쁨으로 생각할 것입니다.

金 素 林

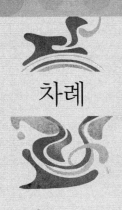

차례

Chapter 1

역사적으로 본 요료법

Chapter 1

1. 의사가 체험을 통해 소개한 현대의 요료법

요즘은 요료법에 대해서 많은 사람들이 관심을 갖지만 몇 년 전 만 해도 요료법은 일반적인 요법으로 그렇게 알려져 있지 않았습니다. 일본에서 이 요료법의 붐을 일으킨 사람은 나까오(中尾良一) 내과의원 원장 나까오 선생입니다. 그는 2차 대전 때 군의관으로 인도 동부의 인팔 작전에 참가했습니다. 당시 식량도 없는 전진(戰陣)에서 말로만 듣던 요료법으로 만성 임질을 낫게 했고 많은 부상병에게 요료법을 권유해서 수천 명의 인명을 구한 귀중한 체험을 가진 사람입니다. 그 자신의 귀중한 체험을 바탕으로 귀국 후 병원을 운영하면서 정력적으로 연구를 거듭하며 친지나 의사들에게 요료법을 권하기도 했습니다. 의사도 사람입니다. 다른 사람의 병은 고쳐도 자신의 병에는 무력한 경우가 흔히 있는 법입니다. 그럴 때 동료 의사인 나까오 선생의 증언은 확실히 설득력이 있었습니다.

그래서 이 요료법의 연구와 실험이 의학적으로 실행되었고 의사들 사이에서 조용히 붐을 일으켰던 것입니다. 의사는 병의 전문가입니다. 병리학에도 정통해 있으니 무엇이 해가 되고 무엇이 해가 되지 않는지에 대해 풍부한 지식을 갖고 있습니다. 또한 습관적, 도덕적 관념에 치우치지 않고 냉정하게 분석하는 통찰력과 분석에 필요한 지식을 충분하게 지니고 있습니다. 그렇기 때문에 일반인보다 구애받지 않고 요료법에 관심을 갖는 의사가 증가하였고, 그러한 의사들의 증언이 결국 요즘 요료법 붐을 일으키게 한 원동력이 된 것입니다.

요료법의 최대 난관은 일반인들의 편견에 있습니다. 나까오 선생도 그렇고 기타 요료법을 실행하는 의사들도 다분히 사회적인 편견 때문에 고민이 있었다고 생각됩니다. 그러나 겨우 때를 만나서 나까오 편저인 '기적을 일으키는 요료법'이 폭발적으로 읽히게 되었고 베스트셀러가 된 것입니다.

한편 해외에 일본의 요료법을 소개한 것은 세계를

지남지북(之南之北)으로 다니며 활약하고 있는 카메라맨 미야마쯔(宮松宏至)입니다. 미야마쯔는 캐나다의 인디언 거주지에서 취재중 발과 허리에 심한 통증이 생겨 20여 일 간 꼼짝 못하고 입원했던 일이 있었습니다. 그때 인도인으로부터 요료법의 존재를 듣고 죽음을 각오하고 마시니까 1개월쯤 되어 요통과 발의 통증이 깨끗이 사라지더라는 것입니다. 그 뒤 여러 가지 호전반응(증상이 호전될 때 일시적으로 악화되는 상태)을 잘 넘겨 2년째에는 컨디션이 더욱 좋아지면서 지금까지 건강하고 마음도 홀가분하게 됐다고 증언하고 있습니다. 미야마쯔 외에도 여행 중에 요료법을 해서 건강을 회복했다고 말하는 사람도 여러 분이 있지만 아무튼 세상에 이목을 집중시켜 직접 체험담을 소개한 사람으로서는 미야마쯔가 처음이란 점에서 '요조대감'으로 불리게 된 것입니다.

이 '요조대감'의 요에 대한 신봉은 대단해서 마시는 것뿐 아니라 이를 닦을 때 머리를 감을 때도 모두 요를 쓰고 있다니 그 철저한 정신력에는 머리가 숙여지기도 합니다.

2. 한 컵의 요가 인도 전 수상의 아침 식사

일본의 세계적인 카메라맨인 미야마쯔에게 요료법을 가르쳐 준 인도인은 인도의 전 수상 데사이(M. Desai)도 오래 전부터 요료법을 실행하고 있다고 귀띔해 주더랍니다. 그래서 미야마쯔는 일부러 인도에 가서 직접 데사이 수상을 만나 요료법의 얘기를 들었습니다. 그 얘기는 '요를 찾아 3천리'란 책에 자세히 소개돼 있습니다만 여기서는 간추려서 소개할까 합니다.

데사이 수상의 경우는 아침 식사로 한 컵의 요를 마시는데, 처음의 요와 마지막 요는 버리고 중간 요만 마신다는 것입니다. 범어(梵語) 교전에 보면, 처음과 마지막 요에는 몸에 좋지 않은 이물질이 포함돼 있다고 기록되어 있기 때문에 그렇게 하고 있다고 했습니다. 다만 마시는 것은 한 컵이지만 매일 요로 눈을 씻고 몸 전체를 마사지한다는데 그 효과는 대단해서 미야마쯔가 데사이 수상을 만났을 때 그의 나이 90세인데 피부는 윤택하고 눈에는 광택이 빛나는 등 매우 젊어 보이더라는 것입니다.

데사이 수상이 말하는 그 효력에 의하면 백내장, 불

임증, 치주염, 귀의 질환, 탈모, 백발을 낫게 한다는 것입니다. 계속해서 데사이 수상은 "요료법을 함으로써 생명이 다할 때까지 병에 의한 통증을 느끼지 않고 살 수 있습니다. 신은 인간에게 몸을 주실 때 자신의 몸을 본능적으로 낫게 하는 요도 동시에 주셨습니다. 이것은 모든 동물에게 주신 본능적인 치료법입니다"라고 말하더라는 것입니다.

요에 의해서 체내의 불순물이 일소되면 그 다음에는 자연치유력이 움직여 병을 낫게 하는 것이라 했습니다. 남들의 비웃음을 극복하면 곧 건강이라는 실로 비싼 대가를 얻을 수 있다고 데사이 수상은 증언했습니다.

3. 유럽을 매료시킨 생명수

인도의 데사이 수상이 처음 요료법을 알게 된 것은 영국의 자연요법가인 암스트롱(J. W. Armstrong)이 쓴 '생명수'란 책을 읽은 후입니다. 암스트롱은 독실한 크리스천으로 매일 성서를 읽는 것이 그의 낙인데 어느 날 성서 중에 '당신은 자기의 물통에서 물을 마시고 자기의 우물에서 솟는 물을 마시는 것이 좋다' 라는 구절을 읽고 '자기의 물' 이란 도대체 무엇일까 하고 아무리 생각해도 그 뜻을 모르겠더랍니다.

그러다 이것이 혹시 요를 의미하는 것이 아닐까라고 생각하면서 용기를 내어 자신의 요를 마시기 시작했다는 것입니다. 암스트롱은 자신의 요를 전부 마시고 그 결과와 효능을 연구하여 출판한 책이 바로 '생명수(Water of life)' 란 책입니다.

이것이 요료법의 원전이라고 할 수 있는 귀중한 책이지만 거기에는 여러 가지 사례가 열거돼 있습니다. 무엇보다 관심을 끄는 것은, 암스트롱은 이 '생명수' 를 쓰기 전부터 벌써 선구자에 의해 요의 연구가 진행된 사실을 소개하고 있습니다.

19세기 초엽에 나온 '주목할 만한 가치가 있는 1000가지' 란 책 속에 요에 대한 효과가 기재돼 있다는 것입니다. 그것을 보면 아침에 한 잔의 요를 마심으로써 수종이나 황달이 치유되고 난청, 이명, 눈병, 시력회복, 류머티즘, 관절통, 거친 피부, 화상, 가려움증, 치질 등에 잘 듣는다고 되어 있습니다. 또 1695년에

쓴 '솔로몬의 의사' 란 책에는 요에는 체내에 있는 부자연한 물질을 제거시키는 작용이 있으며 체내에 들어감으로써 간장, 비장, 담낭에 있는 장애물을 제거하고 또 수종, 황달, 생리불순, 역질, 해열, 살균, 그리고 간질, 빈혈, 뇌졸중, 두통, 우울증, 히스테리성 우울증, 머리(백발), 농, 신경, 관절, 자궁 등에 효과가 있다고 기록되어 있습니다.

18세기에는 치과 의사가 양치질용으로 사용한 사실도 있으며 영국의 진 론스단드 박사가 쓴 'Candid' 란 책 속에는 특히 호르몬의 생물학적 중대성에 관해 역설하고 있습니다. 요 속에는 뇌하수체 호르몬, 스테로이드 호르몬, 성호르몬이 포함돼 있어서 치료란 점에서 봐도 인간의 호르몬이 들어 있는 요를 재차 체내에 넣으면 인간의 장기는 틀림없이 강화된다고 되어 있습니다. 이와 같이 암스트롱은 여러 가지 문헌에 의해서 요의 무해성과 효능에 대해 깊이 연구하고 요를 마시는 것뿐만 아니라 몸에 발라도 좋고 단식 중에 마시면 더욱 효과가 있는 것을 발견했습니다.

일본에서도 요를 연구한 사람이 있습니다. 용각산이란 기침약 제조 회사 사장인 후지이가 쓴 '요 건강

진단서'에서는 요의 성분이 구체적으로 분석돼 있으며 요에는 적어도 1,000종 이상의 물질이 포함돼 있을 것이라 단언하고 있습니다. 이와 같이 우리들이 요에 대해 관심을 갖기 전부터 벌써 선각자들은 요 연구를 했다는 사실을 알 수 있습니다.

4. 힌두교의 교전에도 있는 요료법

유럽의 세계, 아프리카의 원주민 세계 또는 아메리카 인디언 등에는 오래 전부터 요료법이 있었다는 문헌이 있습니다. 유럽의 집시, 이탈리아의 산촌, 헝가리, 유고슬라비아, 그리고 그리스에서는 지금도 요료법을 대물림으로 실행하고 있는 곳이 많습니다. 또 힌두교의 교전 '다마루 탄트라'에도 107항목에 요료법이 나오고 있습니다. 그 내용을 살펴보면 '7년간 매일 계속해서 마시면 자아를 컨트롤할 수 있게 된다. 10년간 계속하면 명상 중에 편안함과 떠 있는 기분이 들며 또 11년째는 체내의 모든 장기의 소리를 들을 수 있다. 그리고 12년째는 독사에게 물려도 죽

지 않고 나무가 물에 뜨는 것과 같이 몸도 물에 뜨게
된다. 우유와 요를 7년간 마시면 모든 병이 완치되고
건강해진다. 요를 벌꿀이나 흑설탕에 섞어 6개월 정
도 마시면 두뇌가 명석해지고 목소리도 아름답게 된
다' 라고 기록되어 있습니다.

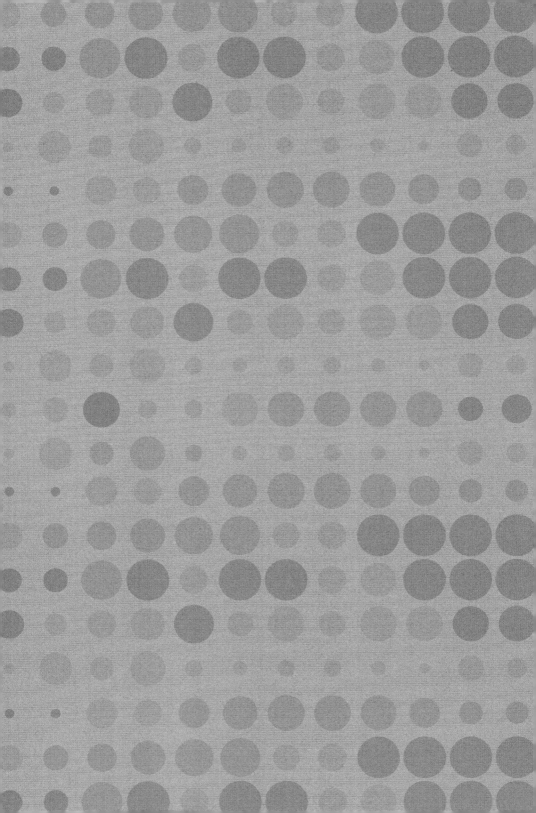

Chapter 2

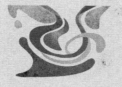

요의 성분과 그 효능

Chapter 2

1. 한방에서의 인뇨(人尿)는 상약(上藥)

 인뇨는 상약으로 취급됩니다. 한나라 시대에도 요의 효용에 착안해서 토혈, 내출혈에 잘 듣고 폐를 강하게 하고, 담을 없애고 목의 통증을 진정시키며 강장효과가 있다고 기록돼 있습니다. 한방의 경우는 인뇨라면 누구의 것이라도 효과가 있지만 특히 좋은 것은 바로 동뇨로, 건강한 아이의 요라고 했습니다. 또 우리나라의 한방서에는 '안질에는 동뇨의 요로 눈을 씻어라'고 기록되어 있을 정도입니다. 또 '중약대사전'에 의하면 건강한 사람의 중간 요를 이용하라고 되어 있는데 내복용으로는 신선한 요 두 잔을 데워서 먹든지 혹은 약탕에 혼합해서 먹으라고 했습니다. 어쨌든 그 효과는 대단해서 만병에 효과를 본다고 했습니다. 일본 의학서의 하나인 '국약본초강목 제십책, 수부, 인부'에도 인뇨의 각종 효과, 효능에 대해 여러

장에 걸쳐 기록되어 있습니다.

기타 '화명초(和名草)', '증류본초(證類本草)', '고방약의 (古方藥議)' 등등 한방서 속에서 인뇨의 효과를 많이 발견할 수 있습니다. 특히 '중약대사전'에는 그 용법이 자세히 기록되어 있습니다. 예를 들면 '산후의 쇠약, 혼비, 내출혈에 의한 심장 쇠약을 일으켰을 때는 인뇨를 한 되 정도 하루 한 번 마신다'라고 했습니다. 또 요를 그냥 마시는 것이 아니라 한방생약을 섞어서 그것을 마시는 경우도 있고 요에 날계란을 넣어 먹는 방법도 있습니다. 이와 같이 요는 한방에서는 확고한 위치를 점유하고 있는 것이 현실입니다. 현대의학에 있어서도 요에서 약효성분을 추출해서 약품으로 판매하는 것도 적지 않습니다. 사실 어느 제약회사에서는 중국에서 인뇨를 수입해서 제약원료로 쓰고 있습니다.

2. 요는 본래 무균이며 청결한 것

요의 효과는 역사적으로나 의학적으로 인정받고 있

음에도 불구하고 더럽다 또는 한낱 인체의 노폐물로 취급받고 있는 것은 다만, 습관성이나 도덕관의 문제가 아닌가 합니다. 특히 현대의 경우는 자신의 편견으로 요는 더러운 것, 불필요한 것이라고 외면하며 싫어하는 경향이 굉장히 높습니다. 대단히 정교하게 만들어진 인체는 공장과도 같습니다. 그 공장의 공업 폐기물이 요나 변이라고 하는 배설물이라고 지레 짐작하고 있는 것입니다. 인체라고 하는 공장에서 생명에 필요한 것이 생산되고 사용된 뒤에 폐기물로서 불필요하니까 배설된다는 생각은 어찌 보면 합리적인 것처럼 보입니다만 이 합리성에 함정이 있습니다.

인간의 배설물에는 변과 요와 땀이 있습니다. 우리들은 그것들을 혼동하고 있습니다. 특히 변과 요는 배설되는 장소가 가깝고 배설하는 곳도 화장실이란 같은 장소를 쓰고 있기 때문에 혼동하기 쉽지만 변의 성분과 요의 성분은 명백히 상이한 것입니다. 또 요는 절대로 핥지 못하는 사람이라도 땀은 핥습니다. 땀의 성분과 요의 성분은 비슷하지만 실은 땀이 더 많은 유해 성분을 포함하고 있습니다. 그러나 사람들은 이마에서 흘러내리는 땀은 주저하지 않고 핥습니다.

땀은 깨끗하고 요는 더럽다는 관념은 큰 잘못입니다. 건강한 사람의 깨끗한 요는 무균 상태입니다. 이것을 이해 못 하면 왜 요가 깨끗한가를 이해할 수 없다고 봅니다.

3. 요와 변은 다르다

우리 인간은 생명을 유지하기 위해 먹습니다. 우리가 입으로 먹는 음식이 어떠한 경로를 거쳐 체내로 흡수되고 어떻게 변이나 요가 되어 체외로 배출되는가를 살펴봐야 합니다. 먼저 입에 들어간 음식물은 타액과 혼합돼 소화의 제일보를 밟습니다. 타액은 전분질(녹말)을 맥아당으로 변화시킵니다. 타액과 섞인 음식물은 식도를 지나서 위 속으로 들어갑니다. 위에서 위액에 의해 단백질이 분해되어 아미노산으로 됩니다. 리파아제(lipase)란 효소에 의해서 분해되지만 그것은 일부분이고, 본격적인 분해는 십이지장을 포함한 소장에서 대부분이 분해됩니다. 그래서 위에서의 소화가 끝나면 이번에는 십이지장으로 들어갑니다.

여기서 여러 가지 소화액의 도움을 받습니다. 먼저 췌장에서 보내온 췌액에 의해서 지방은 지방산이 됩니다. 이때 담낭에서 담질(膽質)이 분비되고 지방은 소화효소와 결합하기 쉽도록 먼저 음식물이 들어오는 것을 기다리는 상태에서 분비됩니다. 이렇게 완전히 분해된 음식물은 공장(空腸)과 회장(回腸)의 벽을 통해 혈액으로 흡수되는 것입니다. 그래서 여기까지는 요와 변은 같은 길로 가고 있는 것입니다.

4. 변의 길은 체외의 길, 요의 길은 체내의 길

소장에서부터 변과 요는 완전히 다른 길로 갈라지게 됩니다. 여기를 혼동하면 변과 요가 같은 길로 빠지는 것으로 착각하기 쉬우니 여기를 잘 이해해야 합니다. 소장에서 완전히 분해된 영양소는 혈액으로 흡수돼 체내의 길로 들어갑니다. 나머지 가스는 대장으로 가서 체외의 길로 들어섭니다. 대장으로 보내질 것은 완전한 가스로 변의 바탕이 되는 것이며, 소화되지 않은 것도 함께 섞인 상태로 대장으로 보내지는 것입니다. 그런데 대장에서는 소화액의 분비가 없기 때문에 소화가 덜 된 영양물질에 있던 각종 세균이 침범해서 발효 분해를 시작합니다. 때문에 가급적이면 빨리 그 음식물의 가스를 체외로 배출시켜 주지 않으면 안 됩니다.

천천히 수분을 흡수하면서 대장의 연동 운동에 의해서 변의 재료는 직장으로 보내지고 그것이 항문을 통해 체외로 배출되는 것입니다. 다시 말하면 변이란 음식물에서 영양소를 제외시킨 가스이며 더구나 세균에 의해 발효 분해된 노폐물입니다.

그러나 요는 전혀 다른 경로에서 만들어지는 것입니다. 소장에서 요는 변과 분리됩니다. 그렇다면 요는 어떻게 만들어지는지 살펴보기로 합시다.

먼저 소장에서 혈액으로 흡수된 영양소는 혈액과 같이 일단 간장으로 들어갑니다. 간장에서 영양소가 대사를 받아 체내에서 활용하기 쉬운 모양으로 만들어집니다. 이렇게 대사된 혈액은 심장을 따라서 대순환을 거쳐 인체의 각 세포로 옮겨집니다. 이 혈액은 인체의 각 부분, 각 세포에 영양소나 산소를 공급하는 도중에 여러 가지 호르몬이나 항체를 받아들여 신장으로 들어가서 요의 원뇨(原尿)가 됩니다. 다시 말하면 원뇨는 혈액에서 만들어지는 것입니다.

정상적인 조건하에서는 신장이 여과시키는 원뇨는 매분 120㎖, 24시간에 1700~2000㎖에 이릅니다. 단지 이것이 그냥 요로서 배설되는 것이 아니라 신장 속의 요세관을 통해서 여과됩니다. 이 요세관을 통과할 때 용해된 여러 가지 물질, 다시 말하면 인체에 필요한 물질이 재흡수되는 것입니다. 그 90%는 재흡수되어 다시 체내로 돌아갑니다.

5. 요는 혈액의 항상성(Homeostasis)을 유지하기 위한 잉여물질이며 생리활성물질(生理活性物質)의 보고

모든 생물에 있어 몸의 내부 순환을 일정하게 유지하는 것은 필요 불가결한 것입니다. 이것을 몸의 항상성(자연치유력)이라고 합니다만, 내부 순환을 관리하는 것은 혈액이나 체액입니다. 혈액을 정화하고 혈액의 항상성을 유지하기 위한 요의 생성을 장악하는 것은 신장의 역할입니다. 신장은 혈액의 항상성을 유지하기 위한 필요 성분을 남기고 그외는 요로 배설합니다. 그러므로 혈액은 언제나 일정한 조건하에 그 밖의 성분을 갖게 되는 것입니다.

이 작업을 하는 것이 신장 속에 있는 여과장치 다시 말하면 그물 같은 모양의 모세혈관의 덩어리인 사구체입니다. 예를 들면 혈액 속의 염분은 섭취량에 관계없이 항상 일정 농도를 유지하고 있습니다. 염분 섭취량이 적으면 요 속의 염분이 적어집니다. 사구체에 의해 여과될 때 혈액 속의 염분을 일정하게 유지합니다. 그러므로 많은 염분을 섭취해도 혈액 속의 염분 농도는 거의 일정하게 유지되는 것입니다. 이와 같이 혈액의 항상성을 유지하기 위해서 요에는 혈액의 잉여물질이 포함돼 있지만 많은 생리 활성물질도 포함돼 있습니다.

이 생리 활성물질은 비록 소량일지라도 큰 생리작용을 할 수 있는 역할을 합니다. 더욱이 미량의 물질 중에는 그 사람의 병을 고치는 데 필요한 정보가 들어 있는 항체나 호르몬 등이 포함되어 있기 때문에 이것을 재차 몸에 넣는 요료법은 여러 가지 놀라운 효과를 나타냅니다.

6. 요에는 어떠한 성분이 포함되어 있는가

한 사람이 하루에 배설하는 요의 평균 배설량은 1500～2000㎖로서 고형(固形)성분은 약 50～70g정도입니다. 요의 성분을 구체적으로 분석하면 마치 무슨 암호 같은 실로 여러 가지 성분이 있지만 대개 다음과 같이 분류할 수 있습니다.

A. 유기 성분 1일 30～40g

B. 무기 성분 1일 20～25g

C. 당질

D. 아미노산

E. 효소

F. 색소 성분

G. 세포 성분(항체)

H. 비타민

I. 부신피질 호르몬

J. 기타 호르몬

K. 기타 요성분

이 중에서 안전성의 관점에서 문제가 되는 것은 그램(g) 단위로서 다량으로 포함돼 있는 물질입니다. 그 물질의 유해성이 부정되기만 하면 요가 안전하다는 것이 증명되는 것입니다(별표 참조).

기타 요에는 몇천 개의 미량성분이 들어 있습니다. 예를 들면 아미노산, 비타민, 미네랄, 호르몬, 효소, 면역물질 등입니다. 그러나 이들은 밀리그램(mg)이나 나노그램(nanogram) 단위로 들어 있기 때문에 마셔도 걱정할 정도는 아닙니다. 왜냐하면 일상적으로 우리는 그 몇 배의 양을 음식물에서 섭취하고 있기 때문입니다. 그래서 그램 단위로 함유돼 있는 물질만 추출해 보기로 하겠습니다.

요의 유기성분(평균 1일 배설량)*

ㄱ. 요소 14.7g

ㄴ. 요산 0.18g

ㄷ. 크레아틴(Creatinine) 0.58g

ㄹ. 암모니아(Ammonia) 0.49g

ㅁ. 마뇨산 0.6g

ㅂ. 우로크롬(Urochrome) 0.4~0.7g

기타 식염 칼륨도 들어 있지만 이들은 일반 음식물
에서 섭취되고 있으므로 걱정하지 않아도 됩니다.

■ 정상요의 성분표 ■

1일의 요	1500〜2000㎖
PH	5〜7
고형성분	50〜70g(생화학 데이터 핸드북에서)

● 유기 성분 · · · · · · · · · · · · · · · · · · · 30〜40g

총질소	16.8g/日
요소	14.7g/日
요산	0.18g/日
Ammonia 질소	0.49g/日
Creatinine	0.58g/日
마뇨산	0.6g/日
Indican	0.005〜0.002g/日
Urochrome	0.4〜0.7g/日

[유기산]

Acetone	3〜15mg/日
희산	0.8mg/日
구연산	0.3〜0.9mg/日

Glucuron산	3.0~20.0mg/kg/日
수산	15~30mg/日
Pyruvin산	15~30mg/日
유산	3.0mg/kg/日
산화 초산	79.5mg/日

[핵산 관련 물질]

아란토인	0.17mg/kg/日
퓨린 염기	0.2~1.0mg/kg/日
구아니딘 초산	0.17mg/kg/日
7메틸구아닌	0.09mg/kg/日

● 요중 당질 배출량

Glucose	30~130mg/日
Pflugtose	0.26±0.16mg/kg/日
Lactose	23~84mg/日
Galactose	4.8~50mg/日
Arabinose	18~38mg/日
Pentose	70mg/日

● 무기성분·················20~25g

Na	6~8.4g/日
Cl	11.1~18.2g/日
K	1.8~2g/日

S	16mg/kg/日
Ca	240〜320mg/日
Mg	2.9〜6.39m mol/日
Fe	60〜100μg/日
Cu	250μg/日
Zn	451±164μg/kg/日
Co	0.21mg/kg/日
Selenium	0.5mg/kg/日
규산	0.13mg/kg/日

● 요중 아미노산(Amino Acid) − μg/mg/Creatinine

Asparagine산	3.4
Alanine	12.8
Alginine	1.7
Glycine	65.9
Glutamine	49.3
Cysthin	8.3
Serine	26.7
Taurine	59.2
Thyroline	12.8
Tryptophan	11.1
Parine	3.8

● 요중 색소 성분

Urochrome	0.4~0.7g/日
Urobilinogen	0.3~2.1 Ehrilich 단위
Urobilin	143~1,857μg/kg/日
Bilirubin	3.08±0.28mg/日
Bulbobilinogen	0~800μg/ℓ

● 요중 Vitamin

Vitamin B1	417±190μg/日
Vitamin B2	30.7μg/dℓ
Vitamin B6	195μg/日
Vitamin B12	0.44mg/kg/日
엽산	2.0~6μg/日
Carnutine	57.5±9.6mg/日
Ascorobic산	0.57~6.5mg/dℓ
Nicotin산	3.8mg/日
Pantothen	45μg/kg/日
Choline	79μg/kg/日

● 각종 호르몬

요중 당질 호르몬	성인 남자 6.1mg/日
17 - OHCS	성인 여자 4.1mg/日
요중 17 - Ketosteroid	성인 남자 6.5mg/日
	성인 여자 4.8mg/日

요중 성선 호르몬 배출량

Testosterone   성인 남자 5.17μg/日

                            성인 여자 6.5μg/日

총 Estrogen   성인 남자 2∼10μg/日

                            성인 여자 5∼30μg/日

Pregnanzol   성인 남자 0.1∼1.0mg/日

                            임신 20∼28주 · 15∼25mg/日

                            임신 28∼40주 · 24∼40mg/日

Aldosteron   성인 2∼26μg/日

● 기타 호르몬

요중 Catechol체 배출 정상치

Metanephrin   3.6μg/日

Adrenalin 24.2 ± 4μg/日

Noradrenalin 52.1 ± 15μg/日

Dopamine 402.4 ± 86μg/日

Homevanill산 6.0 ± 1.1mg/日

● 요중 효소

요중 Amylase 167 ± 148 Smith-Roe

β Glucuronidase   5.4∼14.6 10^3 μ/hr

β Galactosidase 132 ± 52μ/mg/Creatinine

α Glucosidase   66∼142mu/min

Transpeptidase

(GOT) (Glutamic oxalate transaminosa) 3~12μg/mg

(GPT) (Glutamic Pyruvic transaminosa) 0~8μg/mg

Uropepsin   22.9μ/hr

Urokinase   0.38~7.0 Plougu/㎖

● 기타 요 성분

Indole 3 초산   5~18mg

Serotonin   130~260meq/日

Histamin   0.2~1μg/kg/日

D-Glucuronic 산   39±17.9μmol/日

cAMP   3.61±0.19μmol/日

Erythroboetine   2.8~4.0 단위/日

2-Phonyl-athylamin(총)   886±84μg/日

P-Tiramine   83±260μg/日

Prostaglandin E1   :

Kallikrein   :

● 요의 세포 성분/24hr

적혈구   106이하

백혈구   2×106 이하

원주   2×105 이하

상피세포   106~107

(이하 생략)

Chapter 3

요의 무해성을 입증한다

Chapter 3

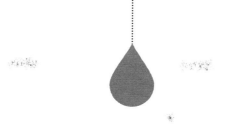

1. 요소(尿素)

요소는 무색 또는 백색의 결정체 분말로, 무취이며 약간 차갑고 짠맛이 있습니다. 소화관에서 빨리 흡수되는 물질로서 세포 외액 속에 널리 분포되어 있습니다. 신장의 사구체에서 100% 여과되지만 요세관에서의 재흡수가 완전치 못해서 50~60%는 요와 함께 배설됩니다.

요소의 존재가 요세관에서의 수분 흡수를 방해하는 작용이 있는 반면 조직내에 있어서는 세포 외액 속에서의 전해질과 수분의 이동을 촉진시키는 작용이 있기 때문에 이뇨 효과가 확인되고 있습니다. 또 약간의 살균작용도 있어 술파민(Sulfamine)제와의 병용에 의해 항균작용을 증진시킵니다. 독성이 극히 적고 이뇨 효과 때문에 신장병(腎臟病)이나 신부전 등의 부종(浮腫) 치료에 사용되고 있습니다.

치료약으로 쓰이는 경우에는 1회에 8~10g, 1일 4~5회 투여되어 50g 정도가 됩니다. 인간의 1일 요에는 14.7g이 존재하지만 이것은 하루의 총 배설물로, 음뇨 200㎖에 비하면 겨우 2g 정도만을 섭취하게 되고 그것도 체내에 존재하는 것이므로 전혀 무해합니다.

2. 요산

무색, 무미, 무취의 물질로 물에는 극히 미량만 용해됩니다. 단백질, 핵산이 질소 대사하는 과정에서 만들어지는 대사물질입니다. 마셨을 때의 독성에 대한 연구가 전혀 없어서 자세한 데이터는 없습니다만, 요 중에는 미량으로 1일 총량이 0.18g 밖에 안 되므로 음뇨하는 데는 겨우 1/7의 섭취밖에 안 되며, 또 대사에 의해서 생산되는 것이므로 거의 해가 없는 물질이라고 할 수 있습니다.

3. 크레아틴

척추동물의 근육조직 중에 많이 들어 있는 아미노산 유사물질로 크레아틴인산의 모양으로 존재합니다. 즉 인간의 조직 속에 내재하고 있는 것입니다. 무색의 물질로서 물과 소금에 용해됩니다. 갑자기 많은 에너지를 소비하는 세포에 있어서 에너지 인산 결합의 역할을 합니다. 상용량이나 그 독성에 대해서는 아직 연구가 없지만 생체 생산성분이므로 무해라 생각해도 무방할 것입니다. 그리고 1일 요 속에 불과 0.58g 밖에 들어 있지 않기 때문에 음뇨에서의 섭취량도 극히 적어서 해를 걱정할 정도의 양은 아닙니다.

4. 암모니아수

무색 투명의 액체로 특이하고 강한 자극성의 냄새가 있습니다. 강한 국소 자극작용을 나타내기 때문에 어느 정도 농도가 짙은 것은 직접 피부에 닿으면 빨

개지며 따갑기도 하고 오랫동안 살에 대면 세포가 죽는 수도 있습니다. 암모니아 가스의 흡입에 의해 반사적으로 중추신경의 흥분을 일으키게 하고 혈압상승 호흡항진을 초래하기도 합니다.

이 국소 자극을 이용해서 기도분비(氣道分泌)를 반사적으로 항진시킴으로써 기관지 점막에서 탄산염이 분비돼 거담작용을 재촉합니다. 다량 복용으로 구강, 인두, 위의 격통이 일어나고 심한 위염을 일으켜 구토, 허탈도 가져옵니다. 눈에 들어가면 결막염을 일으킵니다.

그러나 요의 1일 배설량 중의 암모니아 함유량은 겨우 0.49g에 불과해서 일상 거담약으로 쓰이는 암모니아수는 1일 수회, 음용으로 1회 0.15～0.5g 정도로 음뇨(약 0.07g)를 훨씬 상회하고 있습니다. 벌레나 뱀에게 물렸을 때 외용(外用)으로 사용하기도 합니다.

5. 마뇨산

생체 내에서 식품첨가물 등으로 인해 섭취되는 벤

조산(酸)이 간장에서 해독돼 마뇨산으로 요와 함께 배설됩니다.

6. 우로크롬

정상적인 동물요 중의 황색 성분으로 깨끗한 요에서는 우로크로모겐(Urochromogen)으로 존재합니다.

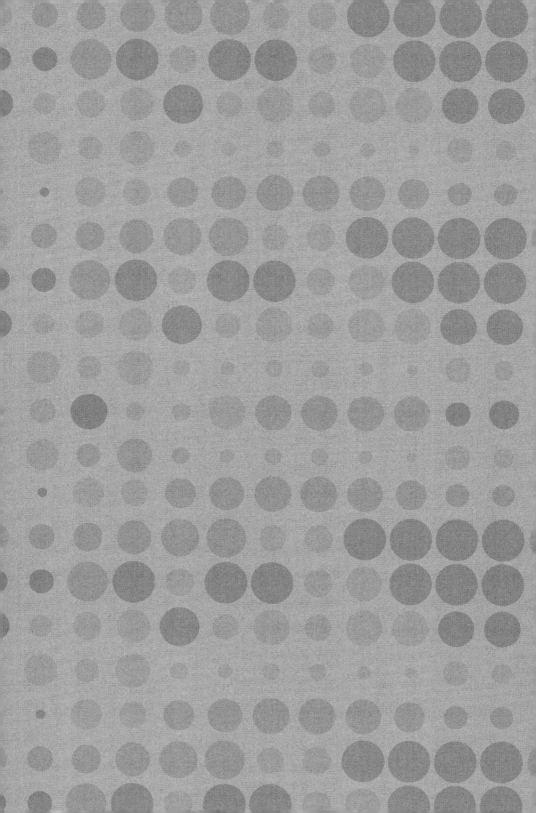

Chapter 4

요(尿), 효과의 원천은
무엇인가

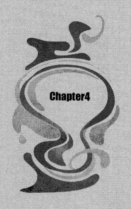

Chapter4

1. 자연치유력을 높이는 요료법

'요가 무해하다는 것은 알겠는데 절대적인 효과가 있다는 증거가 없으면 먹지 않겠다' 라고 생각하는 사람들이 많으리라 생각합니다. 정말로 죽지 못해 용기를 내서 요를 마시는 것이므로 어느 정도 효과의 실마리가 보이지 않으면 그것을 실행으로 옮긴다는 것은 힘든 일입니다. 지금까지 자신을 괴롭혔던 오랜 병이 기적적으로 나았다, 암이 사라졌다는 등의 놀라운 실례가 매스컴이나 잡지 등에 보도되고 있습니다. 그리고 그것은 절대로 과대선전이나 어떤 이름을 떨쳐보겠다는 속셈도 물론 아닙니다. 처음부터 자기 요를 사용해서 치유하는 것으로 어떠한 영리나 이윤을 계산에 넣었다고는 말할 수 없을 겁니다. 더욱이 사실대로 말하는 데엔 상당한 용기가 필요합니다. 일본에서 있었던 일로 체험담을 발표하자마자 친지들에게서 백안시되고 가족들에게까지 경원시되는 일이 실제로 있었습니다.

그럼에도 불구하고 마음속에 간직하지 못하고 끝내 사실을 털어놓을 수밖에 없었던 그 이유는 어디에 있는 것일까요? 그것은 그 사람들의 지병이 요료법으로 완치되는 놀라운 체험을 한 까닭입니다. 또 그 체험을 보다 많은 동병인들에게 알려야겠다는 사명감 외의 다른 뜻은 없는 줄로 압니다. 그래서 이러한 놀라운 요료법의 효과를 과학적으로 추구할 필요가 생긴 것입니다.

2. 자연치유력을 높이는 것은 곧 건강의 열쇠

인간은 일정한 상황에 놓이면 인체의 기능이 그 이상사태(異狀事態)에 대해서 일정한 반응을 나타냅니다. 즉 이상사태에 대한 방어반응이 작용하는 것입니다. 이 방어반응에 의해 우리의 인체는 항상성을 유지할 수 있습니다. 이 힘이 강하면 같은 이상에 대해서 강하게 반응하고 그것을 재빨리 원상태로 돌리지만 힘이 약할 경우, 이상에 대해서 방어할 수 없어서 항상성을 지키지 못하여 결국엔 병이 생기는 것입니다.

그러면 이 방어작용의 정체는 과연 무엇일까요?

이것은 모든 생물의 항상성을 유지하기 위해 갖고 있는 생명의 기본적 능력이라고 할 수 있습니다. 기본적인 욕구는 인체의 항상성을 유지하기 위해서 자연적으로 행해집니다. 수면이 필요하면 자연히 잠이 오고 필요한 만큼의 수면을 취하면 자연히 잠이 깹니다. 추우면 체온의 항상성을 유지하기 위해 모공은 수축되어 열의 발산을 적게 하고 역으로 체온이 상승하면 땀이 나오면서 체온을 발산합니다.

이것은 우리의 의지와는 관계없이 그리고 외부의 환경에 영향 받는 것 없이 인체를 언제나 일정한 조건하에 두려는 자연반응입니다. 이 작용을 자연치유력이라고 합니다. 참으로 생명의 신비한 현상이라 할 수 있을 것입니다. 이 자연치유력이 충분히 작용하느냐 못하느냐에 따라 같은 조건에 있어서도 인간의 건강 여부가 결정되는 것입니다.

3. 호르몬은 자연치유력 그 자체

동양의학에서는 예로부터 이 자연치유력을 활용하려는 생각이 있었습니다. 이 생명을 지닌 신비한 작용에 대해서 동양보다는 서양의학 쪽이 관심이 적은 것 같습니다. 서양의학에서는 원인을 모르면 치료를 하지 않지만 동양의학에서는 원인불명일지라도 자연치유력을 증강시켜 병의 증상을 회복시키는 것에 무엇보다 중점을 두고 있습니다.

서양의학에서 말하는 면역작용, 호르몬 밸런스 그리고 자율신경의 조정 등이 모두 호메오스타시스(항상성 유지)를 위한 호르몬인 것입니다.

호르몬이 발견된 것은 20세기 초엽의 일입니다. 처음엔 호르몬을 '혈액 속에 분비되어 다른 기관을 자극하는 물질'로 생각했지만 현재는 '특정한 세포에서 분비되어 혈액 등에 의해 이동하면서 다른 세포를 자극하고 그 세포를 활성화시키거나 억제하는 물질'로 알고 있습니다.

그러나 아무튼 호르몬이 제대로 주목을 받기 시작한 것은 20여 년의 역사밖에 안 됩니다. 이 호르몬에 의해 세포의 작용을 활발하게 한다든지 억제함으로써 내부 환경을 일정하게 유지하며 외부 환경에 적응하기 때문에 틀림없이 자연치유력은 호르몬에 의해서 관리된다고 해도 과언이 아닙니다. 호르몬은 세포에 의해 만들어져 혈액에 의해 이동하는 이상 세포가 정상으로 가동하지 않으면 호르몬의 생산도 충분히 할 수 없게 됩니다. 세포에 충분한 영양과 산소를 보급하고 또 세포에서 노폐물을 제거하기 위해서는 정상의 혈액이 충분히 보급되지 않으면 안 되는 것입니다.

4. 면역요법은 자연치유력의 산물

인체는 밖으로부터 침범하는 각종 균에 대해서 스스로 방어하는 작용을 합니다. 예로부터 한 번 뱀에게 물렸다가 살아난 사람은 다시 뱀에게 물려도 상관없는 것으로 알려져 왔습니다. 아마 이것이 면역학의 시초가 되었을 것입니다. 이와 같이 체내에 침입한 외적(外敵)에 대해서는 이에 대항하는 물질이 생깁니다. 이것을 '항체'라고 합니다. 세균, 바이러스, 곰팡이 진균(眞菌) 등은 외적에 해당되지만, 이들은 우리들의 일상생활 속에 산재하고 있습니다.

그러나 우리들은 걱정하지 않고 생활합니다. 그것은 그러한 병원균에 대해서 저항력이 있기 때문입니다. 이 저항력이란 태어날 때부터 갖고 있는 힘으로서 이것을 '비특이적 면역현상'이라 합니다. 여기에 대해서 특이적인 면역현상도 있습니다. 어떠한 병에 한 번 걸리면 그 병에 대한 특이적인 저항력이 생기며 두 번 다시 그 병에 걸리지 않는 현상입니다. 이것을 '특이적 면역현상'이라 합니다. 어쨌든 항체의 작용은 자연치유력의 산물이며 그것을 이용해서 생긴 것이 바로 면역요법이라 할 수 있습니다.

5. 요료법은 자연치유력을 높이는 최선의 방법

혈액은 자연치유력과 대단히 밀접한 관계가 있습니다. 영양소나 산소를 충분히 포함하고 구석구석의 세포까지 그 혈액이 닿아 노폐물을 회수할 수 있으면 자연치유력은 활성화되고 병을 예방하고 어쩌다 병에 걸렸다해도 자연적으로 나을 수 있는 것입니다. 이 혈액정화를 위한 여러 가지 약품들이 있습니다. 혈류 촉진을 위한 약품이 있으며 혈전을 용해시키는 약품도 있습니다.

그러나 이러한 화학 합성의 의약품에는 그들 나름대로의 부작용이 있습니다. 병을 치료할 때 약품을 써서 국소적으로 해결하는 방법이 있습니다만 근본적인 해결방법은 되지 않습니다. 따라서 자연치유력을 높이는 것만이 최선의 치유라고 할 수 있습니다. 그렇다면 혈액을 정화하는 데 가장 좋은 방법이 무엇일까를 고민했을 때 최종적으로 귀착되는 것이 바로 요료법입니다. 왜냐하면 요 속에는 모든 외부의 적에 대항할 수 있는 호르몬이나 항체가 모두 들어 있기 때문입니다. 다시 말하면, 개인의 체질에 알맞게 특이적인 상태로 들어 있기 때문에 요료법은 타의 추종을 불허할 정도의 효과적인 혈액정화법이라고 말할 수 있습니다.

6. 요가 체내에서 하는 각종 효과작용

면역항체 증강작용(특이적 면역항체)

우리 주변에는 병원균이 우글거리고 있습니다. 그러나 건강할 때는 저항력이 활동해서 병에 잘 걸리지 않습니다. 이것은 피부표면에 지방이나 눈물, 점막 등의 라이소자임(Lysozyme)이란 살균물질에 의해 인체를 방어하고 있기 때문입니다. 이와 같이 모든 바이러스에 대항하는 저항력을 비특이적 면역현상이라고 합니다. 예를 들면, 어떠한 암이라도 그것과 대항할 수 있는 항체를 만드는 방법을 이용, 그 면역요법으로서 용혈성 연쇄상 구균에서 만들어진 OK432나 버섯의 균사체에서 추출된 PSK, 그리고 마루야마(丸山) 백신 등이 비특이적 항체에 의한 면역요법입니다.

이에 반해서 홍역에 한 번 걸리면 두 번 다시 걸리지 않는 것과 같이 한 번 병에 걸리면 그 때에 저항력이 생겨 그 후에는 그 병에 걸리지 않도록 항체가 만들어지는 것을 '특이적 면역'이라고 합니다. 그 항체는 백혈구 속의 T임파구 B임파구라는 것입니다. 암세포는 암 환자에게 있어서는 명백한 이물질입니다. 때문에 그 암세포와 대항하기 위한 항체가 만들어집니다. 그 항체가 암세포를 격퇴하는 것입니다. 특히 자기의 요에는 자기의 암세포를 공격하는 유력한 항체가 들어있다고 봐야 할 것입니다. 자기의 요를 마시는 것이 좋다는 이유가 바로 여기에 있습니다. 때문에 요료법을 실행하면 놀랍게도 암이 낫는 일이 생기는 것입니다.

호르몬 밸런스 조절작용(각종 호르몬)

호르몬은 체내에 있는 세포로만 만들 수 있는 물질입니다. 극히 미량이며 특정한 세포에 작용해서 자연치유력을 조정하는 중대한 활동을 하고 있습니다. 호르몬을 분비하는 기관을 내분비선이라고 하는데 하수체, 송과체, 갑상선, 상피소체, 흉선, 부신, 신경말초 등에서 방출되고 있습니다. 호르몬에는 일반적으로 다음과 같은 활동력이 있습니다.

A. 생식과 미용
　　종족 보존과 생명 유지를 지배
　　예) 여성 호르몬, 남성 호르몬

B. 성장과 발육

성장 발육, 노화 방지

예) 성장 호르몬

C. 환경 적응

스트레스증(고혈압, 당뇨병, 원형탈모증), 천식, 위궤양,

심근경색 등의 예방과 치료

D. 에너지의 생성과 저장

피로, 피곤, 쾌식, 쾌변, 비만 등의 활동

호르몬은 인체를 보다 좋은 상태로 조절하기 위해 분비되기 때문에 개인에게 어떠한 문제가 생기면 호르몬의 밸런스를 유지하기 위해 필요한 양만큼 체내의 각 부분에서 생산됩니다. 요 속의 호르몬에는 그 사람의 체질이나 상태에 적합한 호르몬을 갖추고 있습니다.

따라서 요를 마심으로써 중추를 자극하고 자연치유력이 증가되기 때문에 보다 신속한 효과를 나타내는 것입니다. 요에는 20여 종류 이상의 호르몬이 들어 있어서 호르몬이 지배하는 여러 가지 병에 대해서 실로 불가사의한 효과를 나타냅니다.

혈류 촉진작용

요의 성분 중에서도 무엇보다 주목되는 물질이 몇 가지 있습니다. 그중 하나가 칼리크레인(혈류 촉진작용)입니다. 이 물질은 1925년 독일의 외과의사인 페리가 발견한 것으로, 개에게 인간의 요를 주사하여 혈압이 내려가는 것을 발견했습니다. 그래서 발견 당시부터 혈압강하작용 등의 약리효과로 주목을 받았던 물질입니다. 이 칼리크레인은 순환계 작용 효소로서 췌장, 갑상선, 부신, 요, 혈액 등에 널리 분포되어 있는 물질입니다.

그 물질이 단독으로 작용하기보다는 프로스타글란딘계(혈관 확장작용) 등과 상호관련해서 혈액의 순환조절을 하는 데 있어 중요한 역할을 하고 있습니다.

A. 생태 고유의 순환계 작용 효소이며 탁월한 혈관 확장효과

B. 순환혈액량을 증가시키고 말초세포로의 영양보급 촉진

C. 미소순환계의 대사를 개선하고 순환 장애를 개선

이와 같이 혈류를 촉진하고 순환불량된 말초혈관의 혈액 통과를 촉진하고 체내의 구석구석까지 영양소나 효소를 전달할 수 있게 됩니다. 그러므로 요를 마시기 시작하면 먼저 안색이 좋아지는 것을 알 수 있습니다. 혈액 순환이 나쁘면 제일 먼저 타격을 받는 곳이 얼굴, 그리고 치경(齒莖), 눈 등의 모세혈관이 많이 분포되어 있는 부분입니다.

칼리크레인은 고혈압의 치료약으로 사용되고 있으며 뇌순환장애 등의 혈액 순환에 관한 여러 가지 증상을 확실하게 개선해 주는 약물입니다.

혈관 확장작용

요의 성분은 신적 존재입니다. 생체 내에서 생산되는 생리활성물질이며 그 저명한 생리작용을 위해서 근년 의학계에서는 대단히 주목을 받고 있는 물질입니다. 앞에서 말한 바 있는 칼리크레인과 함께 상호작용을 하며 혈관 확장, 혈압강하작용을 하는 호르몬입니다. 국소 호르몬이라 불리며 필요한 장소에서 필요할 때 만들어집니다. 생체의 각 조직의 활동에 응해서 여러 곳에서 여러 가지 형태의 프로스타글란딘이 만들어집니다. 혈관을 확장하고 혈소판 응집의 활동을 억제하는 것, 위액의 분비를 억제하는 것, 신장에서 요의 생성을 조정하는 것 등이 있습니다만, 그 중에서도 특히 프로스타글란딘 E1의 활동은 주목되는 것으로서 혈압 강하, 혈관 확장, 혈소판 응집 억제, 위액 분비 억제, 장관운동항진, 기관지 확장 등의 작용을 하고 있습니다.

그 중에서도 말초혈관을 확장시키고 혈액의 흐름을 좋게 하며, 혈소판의 응집과 혈전 형성을 억제하는 작용이 보다 중요합니다.

또 적혈구를 부드럽게 하는 작용도 있으며, 말단의 미소혈관 속에서의 적혈구의 흐름도 용이하게 합니다. 게다가 세포막을 강화하는 작용이나 세포 파괴를 예방하는 작용도 있습니다.

혈전 용해작용

요에서 발견된 플라스미노겐(Plasminogen)은 활성화인자(산소)의 하나로서 신장에서 생산되어 요와 함께 배설됩니다. 다시 말해서 우로키나제는 플라스미노겐을 플라스민으로 바꿉니다. 그 플라스민은 피브린을 가용화시키는 작용이 있습니다. 저 무서운 혈전을 용해시키는 데에 대단히 중요한 물질입니다. 요에는 우로키나제가 함유되어 있기 때문에 요를 마시면 혈전이 용해되어 심근경색이나 협심증이 있는 사람에게는 놀라운 효과가 있는 것입니다. 순수한 우로키나제를 추출해서 주사했을 때는 발진, 구토, 발열, 한기, 권태감 등의 부작용이 생길 때도 있습니다만 요 속의 우로키나제를 마시면 부작용이 전혀 없습니다.

조혈 작용

건강한 요에는 존재하지 않습니다. 재생 불량성 빈혈 환자의 요 속에서만 발견되는 것입니다. 후기적아구계 전구세포(CFU-E)에 특이적으로 작용하고 분화 증식해서 적혈구 작용을 표시합니다. 이 물질은 특정한 병에서만 배설되는 물질이라 함은, 어떠한 특정한 병에 대해서 호르몬 분비가 행해지는 것을 증명하는 것과 같이 따라서 자기의 요 속에는 자기에게 있는 질환, 변조에 의해서 호르몬이 분비되는 것은 충분히 예상됩니다.

이뇨 작용

앞에서 요 성분의 부분에서 설명한 바와 같이 요소는 요 속에 보다 많은 성분이 있으며 하루 약 14g 정도 배설됩니다. 요소는 백색결정체의 분말로 무취, 냉량한 염미가 있습니다. 소화관에서 서서히 흡수되는 물질로서 세포외액 중에 널리 분포돼 있습니다. 조직내에 있어서는 세포외액에서 전해질과 수분의 이동을 촉진하는 작용이 있기 때문에 이뇨 효과가 인정되고 있습니다. 독성은 극히 적고 이뇨 효과가 있기 때문에 네프로제 증후군(Nephrotic Syndrome)이나 심부전 등 부종 치료에 사용되고 있습니다. 치료약으로 사용할 때는 하루에 8~10g씩 하루 4~5회씩 투여하기 때문에 하루에 약 50g 정도 쓰입니다. 또 프로스타글란딘 E1에도 이뇨 작용이 있기 때문에 요를 마시면 대단히 요가 잘 나오며 체내의 청정화에 보탬이 됩니다.

수면 작용

미국 하버드 대학 의학부의 연구실에서 수면중에 체내에서 만들어지는 SPU란 요성 수면물질을 발견했습니다. 이 물질이 면역기능을 강화시킨다는 것을 알게 되었습니다. 요를 마시고 2, 3주일 지나면 참기 힘들 만큼 잠이 오는 경우가 있는데 이것은 이 물질 때문이라고 생각됩니다. 이와 같이 요 속에는 여러 가지 성분이 포함되어 있지만 요의 효과 중에서도 보다 놀라운 것은 칼리크레인과 프로스타글란딘 E1의 상승작용에 의해 혈액을 정화하고 혈관을 확장, 혈액순환을 좋게 해서 구석구석의 세포까지 골고루 혈액을 공급하는 효과입니다. 또 그 혈액 속에는 그 사람이 보다 필요로 하는 정보가 들어 있는 항체, 호르몬, 효소 등이 포함되어 있기 때문에 앞에서 말한 것과 같이 놀라운 효과가 있는 것입니다.

Chapter 5

요료법이 기적을
일으키고 있다

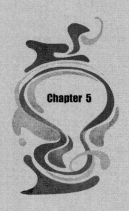

Chapter 5

1. 요료법으로 난치병이 치료되었다는
보고가 국내외에 쇄도

매스컴, 특히 TV의 영향력은 대단한 것입니다. 요료법이 전국 방방곡곡으로 알려지고 보급된 이유 중의 하나는 TV를 통한 요료법 소개가 힘이 컸다고 말할 수 있습니다.

요료법의 소개 프로를 TV를 통해 직접 봄으로써 요료법의 실행을 주저하거나 주춤했던 사람들까지 용기를 얻어 실행하게 된 예가 꽤 많지 않나 생각됩니다. 지금 나에게는 난치병 환자의 치료 보고와 감사의 편지가 연일 쇄도하고 있는 상황이지만, 앞에서 언급한 바와 같이 수십만 명의 실행자가 있으리라 생각됩니다.

지역적으로 봐서도 남쪽은 엄미대도(奄美大島), 오키나와(沖繩)에서부터, 북쪽은 홋카이도에 이르기까지, 또는 원양출어선(遠洋出漁船)이나 고도(孤島)의 무의촌(無醫村) 지역에서도 병이 나았다는 보고가 계속해서 들어오고 있습니다. 난치병으로 고생하는 사람이 우리나라에만 있는 것이 아닙니다.

또 한방의 발상지인 중국에서도 요료법이 지금 대단한 주목을 끌고 있습니다. 원래 중국의 요료법의 역사는 일본보다 훨씬 오래된 것이지만 현재는 그 실행자가 증가일로에 있는 일본 쪽이 도리어 일보 앞선다고 해도 과언이 아닐 것입니다. 그러한 관계로 중국 측의 요청으로 우리들은 지난 1990년 8월 6일 북경으로 가서 일본 요료법의 보급 실태를 소개하면서 중국의 의학자들과의 간담회, 강연회, 기자회견 등을 하고 돌아왔습니다.

어쨌든 지금 한국이나 중국에서도 그 보급은 느리게 진행되고 있지만 요료법의 실행자가 계속 증가하고 관심도가 높아지고 있는 것만은 사실입니다.

그밖에 필자에게는 아시아 여러 나라는 물론 멀리 미국이나 남미브라질에서도 직접 문의가 오고 있는데 이는 현대의학의 손이 미치지 못하는 난치병 환자가 얼마나 많은가를 말해 주고 있습니다.

1991년 7월 16일, 필리핀 루손 섬을 휩쓴 대지진은 기억에 새로운 사건인데, 이 대지진에서 제일 피해가 심했던, 고원(高原)에 위치한 보양(保養) 도시 바귀오 시에서 기적이 일어난 것입니다. 그 기적은 바로 쓰러진 그 호텔의 고목 밑에서 14일 만에 극적으로 구출된 호텔 종업원에게서 일어났습니다.

이 종업원은 구출되기까지 자기의 요를 마시며 갈증을 풀었다는 것입니다. 아무것도 못 먹고 물만 마셨다면 보통 사람은 일주일 정도의 생명력을 유지하는 것이 고작입니다. 그런데 이 사람은 보디빌딩을 해서 남보다 체력이 좋았다는 이유도 있었겠지만, 요를 마시며 체력 유지와 갈증을 풀면서 14일간을 버틸 수 있었다는 것은 참으로 요에 의한 기적이라 해도 지나친 말이 아닐 것입니다.

2. 의학계에서도 요료법이 보급되어
오줌을 마시는 의사들이 급증

의사가 환자에게 요료법을 실행하도록 직접 지도한

다는 것은 실제적으로 대단한 어려움이 있을 것입니다. 왜냐하면 현대의학을 체계적으로 배운 의사들은 요료법에 관한 교육을 받은 일이 전혀없고 요는 오물이란 관념이 머릿속에 깊이 내재돼 있기 때문에 요를 마신다는 것은 도저히 입 밖에 낼 수 없을 것입니다. 또 스스로 요료법의 체험이 없이는 자신을 갖고 말할 수 없을 것입니다.

요료법을 소개한 지 2년 정도 지났습니다만, 그 동안 많은 난치병 환자가 요료법을 실행했습니다. 이들 난치병 환자의 대부분은 현대의학에서 소외된 사람들입니다. 물론 요료법을 실행한 사람들이 모두가 완치됐다고는 말할 수 없지만(인간에게는 수명이 있고 또 요료법을 실행할 시기를 놓친 사람은 효과를 기대할 수 없습니다) 대부분의 난치병 환자에게 있어서는 틀림없이 기사회생(起死回生)의 묘법이라고 말할 수 있을 것입니다.

이러한 사실을 보고 들은 의사들도 환자에게는 요료법을 적극적으로 권하지는 않더라도 의사 자신에게 있는 지병이나 병이 있는 가족에 대해서 요료법의 실행을 생각하는 것같이 매일 필자에게는 의사나 병원에서 문의가 오고 있습니다. 이것은 의사 자신이 약물요법의 한계와 그 부작용의 폐해를 알고 있는 탓이 아닌가 싶습니다.

예를 들면, 어느 대학교수는 자기의 요통 치료에 요료법을 써서 효과를 보고 있지만 비밀리에 실행하고 있다는 보고, 모 의과대학의 명예교수(83세)는 몸의 움직임이 원활하지 않아서 요료법을 하고 있다는 보고, 또 어느 종합병원에서는 간장암 환자가 담당 의사로부터 선물 받은 '요료법의 기적'을 보고 지금 실행하고 있다는 보고, 이 병원에서 담당의사 스스로가 요료법을 시작해서 환자 중에도 요료법을 하는 사람이 점점 많아진다고 합니다.

관서(關西)의 모 의과대학의 강사는 역시 의사인 부친의 암을 치료하기 위해 요료법을 시작했다는 보고, 어느 병원의 원장(78세)은 위암 수술 후의 치료를 요료법으로 해서 그 경과가 대단히 좋아졌다는 보고, 유명한 농촌 병원의 한방 연구소에서는 환자에게 요료법을 권하여 많은 효과를 보고 있다는 보고 등, 일일이 열거할 수 없을 정도입니다.

3. 암에서부터 우울증까지
요료법의 효과는 더욱 확산

우선 요는 어떤 병에 효과가 있는 것일까? 이 대답은 누구나 알고 싶을 것입니다. 나는 요료법을 어떤 약과 동일시하는 것은 잘못된 생각이라 여기고 있습니다. 오히려 요료법은 우리들이 일상생활에서 밥을 먹는다든지 차를 마신다든지 하는 것과 같다고 생각합니다.

식사는 인간의 체력을 유지하기 위해서는 필요불가결한 기초적인 영양이 되고, 요는 이것과 병존해서 체내의 병에 대해서 자연치유력을 증강시키는 역할을 하고 있기 때문입니다.

다시 말하면 체내의 자연치유력을 증강시킴으로써 체내의 조직기능을 정상화시켜 결과적으로는 병이 낫게 되는 것입니다. 요료법이 모든 병에 대해 효과가 있는 것은 이 때문이라 생각됩니다.

사실 요료법은 상식적인 의학의 지식으로서는 생각할 수 없을 정도로 여러 종류의 병에 효과를 발휘하고 있습니다. 그 효과란 것은 골절 등 몸의 기능적 장해의 원인이 되는 병 이외의 모든 병에 좋은 결과를 가져다주고 있습니다. 그러면 지금까지 요료법이 효과를 나타낸 여러 가지 병을 살펴보기로 하겠습니다.

(1) 소화기(消化器) 계통의 병 : 암, 궤양, 포립, 위장염, 기타

(2) 호흡기(呼吸器) 계통의 병 : 천식, 기관지염, 폐결핵, 기타

(3) 순환기(循環期) 계통의 병 : 부정맥(不整脈), 협심증, 심근경색(心筋梗塞), 기타

(4) 비뇨기(泌尿器) 계통의 병 : 성병, 방광염, 전립선 비대, 결석(結石), 기타

(5) 내분비(內分泌)에 관한 병 : 갑상선 기타 호르몬 분비 이상, 기타

(6) 기타 : 신경(神經) 계통, 정신 계통, 류머티즘, 통풍, 교원병(膠原病), 소화기(消化器) 외, 암, 임파종(淋巴腫), 골수성 백혈병(骨髓性白血病), 백내장(白內障), 비문증(飛蚊症), 알레르기 비염, 무좀, 노인성 소양증(老人性搔痒症), 갱년기 장애, 질염(膣炎), 냉증(冷症), 치주염, 구내염(口內炎), 알코올 중독증, 간질, 메니

에르 병, 두통, 요통, 각 신경통, 당뇨병, 간염(A·B·C형, 선천성), 간경변(肝硬變), 헤르페스(포진), 빈뇨(頻尿), 사마귀, 티눈, 고관절통(股關節痛), 뇌졸중 후의 반신마비 등

이상 열거한 병도 중요하지만 이 외에도 수많은 병을 치료한 예가 있으며, 암에서부터 우울증 등의 신경증(神經症)에 이르기까지 거의 모든 병에 효과가 확인되고 있습니다. 또 요료법을 실행하면 누구든지 똑같이 눈에 보이는 효과를 느낄 수 있습니다.
① 살갗에 윤기가 나고 ② 혈색이 좋아지며 ③ 모발이 많아지며 검게 되고 ④ 사마귀, 점, 기미, 여드름이 없어지며 ⑤ 피로회복이 쉽게 되고 체력 증가 등 공통의 효과가 반드시 나타납니다.

4. 요료법은 왜 여러 가지 병에 효과가 있는가!

요료법은 거의 모든 병에 효과가 있다고 전술했습니다만 왜 이렇게도 여러 가지 병에 효과가 있는 것

일까? 여기서 나의 추론을 말하려고 합니다.

첫째, 요에 있는 여러 가지 물질이 환자의 환부에 직접 작용해서 효과를 발휘한다는 것입니다.

예를 들면 바이러스성 간염 등 세균성 병에 대해서는 요 속의 항체(세균 등의 침입으로 혈청 내에 생기는 물질)나 호르몬 등의 활성으로 병을 개선한다는 것입니다.

둘째, 요는 체외로 배출돼 외기(外氣)에 나온 뒤 재차 체내 소화관을 통해 흡수되면 어떤 종류의 물질(예를 들면 prostaglandin, interleukin) 등이 미량으로 생기며 그 자극에 의해서 다시 T임파구(흉선으로부터 연유한 임파구이며 결핵, 장티푸스, 바이러스를 방어하는 역할을 한다) 백혈구 등이 증식되어 그 병 특유의 자연치유력을 추진하는 활동을 한다는 것입니다.

이 둘째의 생각을 다시 간단히 말하면, 요가 당구에서 스리쿠션을 칠 때 먼저 첫 구를 치면 계속해서 제2구, 제3구를 맞추는 것과 같은 현상을 일으킨다는 것입니다. 이것은 바로 요가 하나의 성냥개비 역할을 한다는 뜻과 같습니다. 그러나 이것은 어디까지나 나의 추론이지만 요가 여러 가지 병을 낫게 하므로 이런 추론이 나온 것입니다.

요가 병을 낫게 하는 원리를 모른다고 해서 병이 나은 결과를 인정하지 않을 수는 없는 것입니다. 그것은 단지 현대의학 지식이 그것을 해명 못하고 있다는 사실뿐입니다.

생체구조는 요뿐 아니라 거의 모든 것이 밝혀지지 않았고 밝혀진 것은 극히 일부에 불과합니다.

5. 한 잔의 요로 암이나 성인병을 예방하고 건강 증진에도!

노년층에서 사인(死因)의 대부분을 차지하고 있는 것은 3대 성인병으로 불리는 암, 심장병, 뇌졸중입니다. 앞에서도 말했듯이 요료법이 여러 가지 병에 효과가 있다는 것은 알고 있지만 암, 심장병, 뇌졸중을 미연에 예방하는 강력한 무기로서 필자는 요료법 이외의 방법은 생각할 수가 없습니다. 병 치료의 효과가 있는 화학약제라 할지라도 그 약제가 지닌 예방의 효과는 신용할 수가 없는 것입니다.

예를 들면, 항암제(抗癌劑)를 일상적으로 사용해도 암

을 예방할 수는 없습니다. 항암제를 믿는다는 것은 암에 저항하는 것처럼 포장되어 있는 항암이란 말의 마술에 현혹되는 것에 불과합니다. 요료법의 경우는 치료 효과가 확인되었을 뿐 아니라 건강한 사람에게도 어떠한 나쁜 반응을 나타내지 않습니다.

인도의 전 수상 데사이(M. Desai)는 약 36년간 매일 요를 마셔젊고 건강하게 100세까지 장수했습니다. 오랫동안 요를 마셔온 데사이의 경우는 병을 미연에 방지하고 건강을 증진시키는 효과가 요에 있다는 것을 단적으로 입증하고 있습니다.

옛날 중국에서는 요가 노화 방지, 불로 장생의 묘약으로 취급되었는데 젊은 시절부터 실행하면 보다 큰 효과가 있다는 것입니다. 노화나 성인병이 시작된 후 요료법을 하는 것이 아니라 예방으로 건강할 때부터 실행하는 것이 중요합니다. 요료법의 제창자의 한 사람인 히가시하라(東原準一) 선생도 "만병 예방에는 자신의 요가 유효"라고 주장하고 있습니다.

예방법으로는 한 잔(약 50㎖)의 요를 매일 마시는 것으로 충분합니다. 이렇게 돈도 전혀 들지 않으면서 간단하고도 손쉬운 건강요법은 없습니다. 개인의 경제

부담도 없고 정부의 의료비 경감에도 보탬이 될 것입니다.

어제 오늘과 같이 노년층에서 암은 증가하고 심장병에 의한 사망자가 줄을 잇는 현실을 생각하면 건강할 때부터 요료법을 실천해야 한다고 확신하는 바입니다.

6. 요료법의 효과를 높이는 비결

병을 고치기 위해 자신의 요를 마시는 것이 바로 요료법입니다. 코로 숨을 쉬지 않고 맥주를 마시듯 단번에 마셔버리는 것이 가장 좋은 방법입니다. 맛은 약간 짜고 쓰기도 하지만 먹은 음식에 따라 다릅니다.

마시는 양은 개인의 체질과 병의 상태에 따라서 차이는 있습니다만 1일 1회, 한 컵(약 200㎖) 정도 마시는 것이 적당합니다. 사람에 따라서는 50~100㎖를 몇 번에 나눠 마셔 효과를 본 사람이 있는가 하면 하루 500~800㎖를 마셔야 효과를 보는 사람도 있습니다. 앞에서도 말했지만, 병의 예방을 위해서라면 작은 잔으로 한 잔 정도 마시는 것이 좋습니다.

 아침, 점심, 저녁 이렇게 하루 세 번씩 마시고 효과를 본 사람도 있지만, 보통은 아침 첫 오줌의 중간 요를 마시는 것이 가장 좋습니다. 왜냐하면 첫 오줌은 유용한 호르몬 등이 많이 배출되기 때문입니다. 중간요란 오줌을 조금 누다가 중간에 받으라는 것입니다. 종이컵으로 채뇨(採尿)해서 화장실에서 마시는 것도 좋지만 깨끗한 컵을 준비했다가 부엌 등에서 마시는 것이 가장 바람직합니다. 그리고 배출한 요는 곧 마시는 것이 중요하며 마시기가 거북하면 자신이 좋아하는 것을 첨가해도 무방합니다. 저녁에 매실 장아찌 한 개를 먹으면 다음날 아침 요맛이 한결 좋다는 사람도 있습니다. 대체로 저녁 식사는 채식과 과일 위주로 하면 좋습니다. 요는 자기에게 편리한 대로 양이나 횟수, 그리고 마시는 시각을 정하는 것이 좋을 것입니다. 그런데 요료법으로 효과를 얻기 위해서는 무엇보다 먼저 환자 자신이 이해하고 실행할 수 있도록 해야 합니다. 왜냐하면 뇌가 요료법에 순응하지 않으면 오히려 악영향을 미칠 수도 있기 때문입니다.

 예를 들면 공복의 경우, 식탁에 즐비한 요리를 보면

자기가 좋아하는 음식의 경우는 침이 절로 나오지만 반대로 싫어하는 요리가 나오면 식욕이 감퇴할 것입니다. 이것은 뇌가 체내의 각 기관을 조절하기 때문입니다. 따라서 요료법을 억지로 실행한다든지 그 효과를 의심하면서 실천하면 효과는 반감되고 맙니다.

그러므로 빠른 시일 내에 효과를 보려면 무엇보다 병을 낫게 하겠다는 굳은 신념과 완치될 때까지 계속하는 인내와 요를 오물시하지 않고 마시는 그 용기만이 병을 낫게 하는 지름길입니다.

7. 현대의학의 이상약(理想藥)에 무엇보다 가까운 요료법

인뇨는 한방에서 상약으로 여겨지고 있습니다. 상약이란 부작용이 없고 혈액을 깨끗하게 하며 많은 병에 효과가 있는 것을 말합니다. 또 인뇨는 피부를 윤택하게 하고 시력을 좋게 하며 대장의 기능 개선, 정력 증강, 당뇨병의 구갈(口渴) 개선, 피의 오염을 낮게 하고 혈로(血路)를 활성화시킨다고 합니다.

그러나 여러 가지 병에 대해서 요가 기적적인 효과를 나타내는 그 원천은 구어혈(驅瘀血) 작용, 즉 혈류를 좋게 하고 혈액을 정화하고 활성화하는 작용 때문입니다. 이러한 요의 혈액작용에 의해서 어혈(瘀血)을 없애고 변성한 혈액을 원상 복구함으로써 호르몬이나 항체의 작용을 활성화하고 각 말초세포에 이르기까지 충분하게 영양소나 산소를 공급하며 노폐물을 회수하게 되는 것입니다. 그 결과 자연치유력이 높아지며 현대의학으로는 원인조차 모르는 병들이 기적적으로 낫게 되는 일이 생기는 것입니다.

본인에게는 기적이라 할지 모르겠으나 이러한 자연치유력의 이론에서 보면 지극히 당연한 일이라 할 수 있습니다. 그런데 최근의 의학계에서는 아답타겐이란 개념이 주목을 받고 있습니다.

이 아답타겐의 개념이란,

A. 독성이 없다.

B. 효과가 일정하며 특정의 장기(臟器)에 한정하지 않는다.

C. 정상화(正常化) 작용을 지닌다.

이 세 요소를 가지는 치료약이란 뜻입니다. 요에는,

(ㄱ) 독성이 없다.

(ㄴ) 혈행(血行)을 좋게 하고 어혈을 없애며 특정의 장기에 한정되지 않고 자연치유력을 높인다.

(ㄷ) 해독 작용, 진통, 진정 작용, 세포재생 작용, 호르몬 밸런스 조절작용들의 정상화 작용이 있다는 것 등에서 보면 요는 아답타겐의 개념에 알맞은 최선의 치료약이라 해도 결코 과언이 아닐 것입니다.

8. 치료할 때의 마음가짐

호전반응(好戰反應: 일시적인 악화 상태)

요료법을 하다 보면 도중에 증상이 급격히 악화되는 경우가 있는데, 이것은 악화된 것이 아니라 환부가 전부 표면화되는 것으로 호전되기 위해 일어나는 일시적인 증상입니다. 이러한 식의 호전반응은 요료법에만 국한한 것은 아닙니다. 예를 들면 현미식(玄米食)이나 여러 가지 한방요법을 해도 치유되기 전에 이전에 있던 증상이 일시적으로 표출되는 현상을 말합니다.

음뇨에 의해서 일어나는 통증이나 발열은 몸에 침입한 외적과 싸울 때 상처가 생긴 부분의 기능을 정상화하려는 작용을 하기 때문에 일어나는 현상입니다. 다시 말해서 정상화의 부산물이라 할 것입니다. 건강한 세포의 경우는 면역력이 높기 때문에 외적이 침입함과 동시에 심한 증상이 생기지만, 노화나 혈액이 오염돼 세포기능이 저하되면 반응도 적고 증상도 별로 나타나지 않습니다. 때문에 자각증세(自覺症勢)를 느끼지 못하고 있다가 자각증세를 느낄 때는 벌써 늦는 경우가 적지 않습니다.

이렇게 자각증세를 느끼지 못한 채로 외적의 침입을 받을 때 요를 마시기 시작하면 체력이 좋아지고 면역력이 발생하기 때문에 호전반응이 강하게 일어납니다. 호전반응이 강하게 일어날 때면 자기 스스로 느끼지 못해도 체내의 어디선가 외적이 몸을 조금씩 침식하고 있었던 것입니다. 오래된 하수구에 갑자기 많은 물을 쏟아 넣으면 바닥에 가라앉아 있던 더러운 찌꺼기들이 떠오르는 것과 같은 이치입니다.

이 호전반응은 과거의 병, 약해(藥害) 등 그 사람의 몸 상태에 따라서 나타나는 현상이 다릅니다. 사람에 따라 차이가 심하기 때문에 타인의 반응은 참고로 할 수 없습니다. 그것은 형제라든지 부모자식간, 부부라도 다릅니다. 다시 말해서 같은 장소의 세포군이 같은 분량만큼 침식됐다는 사람은 이 세상에 둘도 없기 때문에 호전반응은 각인각색(各人各色)이 되는 것이 아닐까 합니다.

예를 들어, 같은 혈당치의 당뇨병에 걸린 사람일지라도 병발되는 질환이나 원인에 따라 다릅니다. 호전반응은 여러 가지인데 일반적으로는 습진, 가려움, 가벼운 발열, 위장의 이화감(異和感), 설사, 변비, 전신 권태감, 정신이 멍해지며, 잠이 오고, 치경과 배가 아프며 떨리고, 발의 근육이 당기는 등 지금까지 없던 증상들이 나타나기도 합니다. 또 때로는 피부습진(아토피성 피부습진 등이 극단적으로 악화됨)이 일어날 때도 있습니다.

이 반응을 극복하는 사람들만이 효과를 보는 것입니다. 이 고통을 위해서 한방약을 쓴다든지 동양의학의 침구(鍼灸)를 하는 방법도 있습니다만, 대증적(對症的)으로 일시적인 고통을 제거해도 결국 내부가 완전히 치유되지 않으면 재발할 가능성이 있습니다.

이 호전반응은 갑자기 생기는데 도저히 참을 수 없을 때까지 이르렀다가 서서히 가라앉습니다. 그것이 호전반응의 특징입니다.

음뇨를 시작해서 나타나는 기간도 사람에 따라 차이가 있습니다. 또 마시는 양에 의해서도 다릅니다. 호전반응이 발생했을 때는 요량을 줄여보는 것도 좋습니다. 호전반응이 강하게 나타나는 것은 오히려 바람직한 일인데도 부작용으로 의심하여 중단하는 사람이 있습니다. 따라서 처음부터 호전반응이 나타난다는 마음가짐을 가지는 것이 좋습니다.

임종까지 건강한 요료법(깨끗한 죽음)

요료법이 전부이고 요료법만 하면 절대안심이라고 말할 수 없는 점이 하나 있습니다. 그것은 임종에 가까운 사람이 아무리 요료법을 한다고 해도 회복될 수는 없는 것입니다. 다만 요료법을 함으로써 죽음을 맞이하더라도 큰 나무가 쓰러지듯 타인에게 폐를 끼치지 않고, 오래 앓지도 않으며, 죽는 순간까지 건강하다가 깨끗이 죽는 것을 말합니다.

요료법을 했을 때 이런 식으로 죽는 순간을 맞이한 예가 지금까지의 체험에서 말해주고 있습니다. 이것은 고령화 사회에 있어서 대단히 바람직하고 매력적인 일이 아닐 수 없습니다. 죽는 순간에 있는 사람은 아무리 요료법을 해도 죽음을 피할 수는 없습니다.

Chapter 6

요료법의 극적인 효과를 확인한
의사들의 체험보고(體驗報告)

Chapter 6

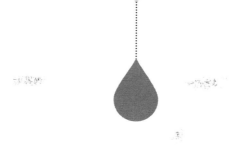

[암] 치료를 단념했던 임파선암이 2개월의 요료법으로 쇠퇴

— 나까오(中尾) 내과의원 원장 中尾良一

■ 암 전문 병원 검사에서 암의 쇠퇴를 진단

65세의 여의사 A씨는 4년 전 악성 임파종(=종양(腫瘍)=암)으로 진단돼 암 전문 병원에서 항암제 주사 치료를 받고 있었습니다. 치료효과는 좋았다 나빴다 기복이 심했습니다. 그러나 1989년 9월, 더 이상 암 치료를 해도 효과가 없다고 진단돼 중지하게 됐습니다. 현대 의학에서도 외면 당해서 이제 어떻게 하면 좋을까 하고 절망하고 있을 때 우연히 잡지의 기사를 읽고 요료법을 알게 됐습니다. 그래서 곧 스스로 요료법을 시작한 것입니다. 약 2개월 정도 요료법을 계속한 결과 먼저 전신의 자각증상이 좋아진 것을 감지하게 됐습니다.

예를 들면, 전에는 목욕 후 전신이 가려워서 견디기 어려웠는데 그 증상이 싹 없어졌으며 몸도 가뿐해지고 피로를 느끼지 않게 됐다고 합니다. 이 A씨는 현역 의사입니다. 이렇게 기운을 회복하고 올해 3월에는 예년과 같이 병원일을 보며 꽃가룻병 환자를 치료할 수 있게 된 것입니다. 그리고 4월, 암 전문 병원에서 검사한 결과 암이 쇠퇴한 것을 확인하게 되었습니다. '어두운 절망 속의 인생에서 벗어나 혹시 더 살지도 몰라…'란 희망을 갖게 됐습니다. 주치의에게는 아직 요료법에 대해 아무런 보고도 하지 않았기 때문에 암 전문 병원에서는 전에 맞은 항암제가 효과를 본 것으로 알고 있는 모양입니다.

"이 3년간 언제나 생사의 갈림길에서 고민하며 살아 왔습니다만, 요료법의 덕택으로 죽음의 공포에서 벗어날 수 있게 되었습니다"라고 A씨는 말하고 있습니다.

[간염] 요료법으로 만성 간염의 검사치가 정상으로 되고 당뇨병도 호전

— 사노(佐野) 외과의원 원장 佐野鎌太郎

■ 요료법만으로 체중이 13kg이 감소되고 비만도 해결

나 자신이 요료법을 시작한 지 벌써 5년이 됩니다. 처음 2년간은 혼자만 마시고 있었지만 음뇨의 확실한 효과와 요가 인체에 전혀 무해하다는 것이 확인됐기 때문에 다음 1년간은 직원들에게도 권해서 그 결과에 대한 수십 명의 데이터를 더 얻을 수 있었습니다. 다시 말하면 나 자신은 3년간, 직원들은 1년간의 '생체실험'을 한 것입니다. 나 자신의 몸에서 확인한 요료법의 효과는 여러 가지 있었지만 그 중에서 가장 큰 것은 간기능이 호전된 일입니다.

나는 지금으로부터 26년 전인 28세 때 동경여대 의과대학의 대학병원에서 심장외과의 사가기바라 선생께 사사해서 심장외과를 전공했습니다만, 그때 황달병(간장의 이상으로 생기는 황색 피부 증상)에 걸려 3개월간 입원 치료를 받은 일이 있습니다. 그런데 급성 간염이 만성 간염으로 된 뒤 혈액 속의 GOT, GPT라고 하는 검사치의 이상이 계속되고 있었던 것입니다. GOT나 GPT도 그 정상치는 대개 30이하인데, 나의 경우는 언제나 50~60이란 경도의 상승을 나타내고 있어 '비활동형(非活動型) 만성 간염' 이라 했습니다. 그것이 요를 마시고 6개월쯤 지나니 정기 검사에서 GOT 17, GPT 13이란 완전한 정상치로 돌아온 것입니다.

또 혈당치(혈액 속의 당분량을 표시하는 수치)가 조금 높아서 공복시 혈당치가 언제나 100㎎ 내외였습니다. 정상치는 70~100㎎인데 120㎎을 초과하면 요에서 당이 나온다고 합니다. 나의 경우는 그 정도까지는 아니었지만 혈당치는 언제나 조금 높은 '잠재성 당뇨병'의 상태였습니다. 이 혈당치도 몇 년 사이 80으로 내려간 것입니다. 이렇게 혈액 검사치가 개선되었을 뿐 아니라, 나는 학창시설부터 유도를 하고 있었는데 유도를 그만둔 뒤부터 운동 부족탓이었는지 나이 50이 지나니 심한 어깨결림이 생기기 시작했습니다. 그런데 이 어깨결림도 언제 없어졌는지 모르게 사라졌습니다. 그리고 안색도 좋아졌습니다.

지금은 소년처럼 홍안이 되었고 힘든 대수술을 마친 뒤에도 눈의 피로를 느끼는 일이 없습니다. 그리고 반백이 다 된 모발이 젊은 시절의 검은색으로 돌아온 것도 기쁜 일입니다. 또 신장 180㎝, 체중 100㎏의 비만체이던 것은 지금은 87㎏으로 줄었습니다. 식사나 운동량은 변하지 않았기 때문에 이 자연감량도 물론 요료법의 효과라고 생각할 수밖에 없습니다.

그러나 요료법에 관해서 뭐니뭐니해도 내가 제일 기쁘고 고맙게 생각하고 있는 것은 아내가 요료법으로 건강을 회복한 사실입니다.

아내는 3년 전 갑상샘암 수술을 받았는데 그 뒤부터 요료법을 시작했습니다. 그런데 지금까지 일주일에 한 번밖에 못 보던 변비가 해소되었으며 안색, 체력이 모두 회복되어 요즘은 생기가 돌고 집안의 분위기까지 밝아졌습니다.

[백발] 요료법으로 머리카락이 검어지고 윤기가 남

—오가와 치과의원 원장 小川東洋男

■ 눈썹, 수염도 검게 변하다

나는 나까오 씨와는 형제처럼 가까운 사이인데 그가 젊었을 때 고후시(甲府) 시가 마음에 든다고 해서 야마나시(山梨) 현에서 근무하려고 했을 때 그 보증을 내가 선 일이 있습니다. 그가 결혼할 때에도 내가 소개하고 나의 부친께서 중매를 하셨습니다. 그러한 관계로 나는 나까오 씨가 주장하는 요료법에 대해 벌써부터 듣고 있었습니다. 나 자신도 요료법의 효과와 안정성을 믿고 사람들에게 가끔 권할 정도였습니다. 그러나 나 자신은 그때만 해도 요료법을 한 일이 없었습니다.

언제인가 잘 아는 분에게 요료법이 좋으니까 해보라고 권했습니다. 그 분은 80여 세의 고령인 노파로, 온 몸의 뼈마디가 쑤신다고 괴로워했습니다.

어느 날 그 여성을 만나서, "음뇨량은 컵의 절반 정도 마시는 것이 좋은데, 땀맛과 거의 같다고 생각하시면 됩니다. 아침에 일어나면 제일 먼저 한 잔 하는 습관을 가지십시오. 꾸준히 계속하는 게 좋습니다." 제법 아는 체를 하면서 지도를 했습니다. 그랬더니 다음날 그 부인이 찾아와서 하는 말이 "어제 선생께서 말씀하신 그 요료법은 선생께서 직접해 보시고 하신 말씀입니까?" 하고 묻는 것이 아니겠습니까?

"아니, 실은 나는 아직 해본 적은 없습니다"라고 대답했더니 화를 내면서 "그렇다면 저도 하지 않겠습니다. 자신이 직접 해보지도 않고 어떻게 사람들에게 권한단 말씀입니까? 의사답지 않은 행동이군요!" 하고 나무랐습니다. "잘 알겠습니다. 그렇게 말씀하시면 나도 안 할 수가 없군요. 곧 하겠습니다."

이렇게 시작한 것이 지금부터 2년 전의 일입니다. 물론 지금도 매일 계속하고 있습니다. 그럼 여기서 나의 체험으로 얻은 요료법의 효과를 말씀드릴까 합니다.

먼저 손톱이 딱딱해지고 잘 자라게 됐습니다. 그리고 전신의 혈액 순환이 잘 되는 것처럼 느껴집니다. 손바닥이 핑크 색으로 변했습니다. 보는 사람마다 제법 생기가 돈다고 칭찬할 무렵 뜻밖의 질문을 받았습니다. "요즘 눈썹이 좀 검은 것 같은데 혹시…" 하며 웃었습니다.

"농담 말아요. 내 나이 89세인데 아무렴 이 나이에 눈썹을 그릴까" 하고 대답했습니다만 자세히 보니 정말 눈썹이 진해졌습니다. 눈썹뿐 아니라 수염 전체가 검은 색으로 변해 갔습니다. 전에는 수염이 옅어서 면도질을 별로 한 일이 없었는데 요즘은 면도를 매일같이 하지 않으면 텁수룩합니다. 두발도 백색이던 것이 띄엄띄엄 검은 색으로 변했으며 음모까지 검은 색으로 되어갔습니다. 옛날 학창 시절 친구하고 목욕탕에 가면 나의 음모는 엷어서 정말 보잘것없었습니다. 그런데 지금은 울창한 수풀이 됐습니다. 피곤함도 별로 느낄 수 없고 몸에 아픈 곳도 전혀 없습니다.

지금부터 3년 전, 나는 목욕탕에서 넘어진 적이 있었습니다. 바닥에서 넘어져 오른쪽 무릎이 골절이 된 것입니다. 곧 치료해서 나았습니다만 그 뒤부터 시력이 갑자기 감퇴했습니다. 시력 회복을 위해서 여러 가지 현대의학의 치료와 뜸 등을 했습니다만 효과가 전혀 없었습니다.

요료법으로 시력이 조금이라도 회복했으면 하고 바라고 있습니다만 아직 눈에 보이게 차도는 없습니다. 그러나 조만간 시력에도 효과가 있을 것으로 믿고 매일 요료법을 계속하고 있습니다.

[피로] 요료법으로 안색에 윤기가 돌고 피로도 회복

— 와타나베(渡邊) 피부과의원 원장 渡邊貞夫

■ 헤르페스 환자의 격통도 요를 마신 1시간 뒤 소멸

이꾸다의원 원장이신 이꾸다 선생이 요료법에 대해

쓴 기사를 애지현의 보험의 협회 신문에서 읽었습니다. 그때까지 현대 의약으로도 효과를 보지 못한 자기의 관절 류머티즘 증상이 요료법으로 싹 없어졌다고 보고한 기사였습니다. 그것을 읽고 요에도 재미있는 효과가 있구나 하고 관심을 갖게 됐습니다. 다만 환자에게 권하기 전에 나 스스로가 먼저 실행을 하고 그 효과를 확인하여 어떠한 부작용도 없다는 것을 밝혀둘 필요가 있었습니다.

그런 이유로 나는 지난 해 8월 30일부터 요료법을 매일 계속하고 있습니다. 스스로 요료법을 실행한 결과 아주 좋은 결과를 가져왔습니다. 요료법을 시작하여 15일쯤 지나니 안색이 좋아지고 생기가 돈다고 사람들이 말했습니다. 지난날 나는 안색이 좋은 편이 아니었습니다. 어쨌든 요료법을 한 뒤부터 전혀 피곤을 모르는 몸이 됐습니다. 올 여름은 전혀 여름을 타지 않고 지낼 수가 있게 되었는데 모두가 요료법의 덕택이라고 생각합니다. 사람들은 나를 보고 안색이 좋아졌다는 점에 대해서 주독이 아닌 요독이라 놀리기도 합니다.

요는 치통이나 벌에 쏘인 데, 눈이 피곤할 때에도

잘 듣습니다(치통일 때는 입에 머금고, 벌레 물린 데는 상처에 바르고, 눈에는 점안(點眼)).

며칠 전 삼백초(三白草: 이뇨, 구충제로 쓰이는 약초)를 캐러 갔다가 벌에 쏘였습니다. 벌에 쏘이면 최소 3, 4일에서 일주일 정도는 쏘인 부분이 매우 아픕니다. 그런데 이때 곧 요를 발랐습니다. 그랬더니 처음에는 환부가 화끈거리고 아팠지만 곧 그 증상이 사라졌습니다.

요료법에 부작용이 없다는 것을 스스로가 확인하고 나서 일반 약으로 치료가 되지 않는 병이나 환자에게는 열심히 권하고 있습니다.

관절 류머티즘 수술을 받은 뒤에도 통증이 더욱 심해져 약을 먹지 않으면 아침에 일어나지도 못한다던 여성이 요료법을 시작하고 2주일 후부터는 통증이 없어졌다고 했습니다.

또 급성 헤르페스에 걸려 격통으로 고생하는 환자가 있었습니다. 이 사람은 약물 치료로는 전혀 효과가 없다고 하기에 요료법을 권했더니 요를 마시고 1시간 정도 지나자 통증이 거짓말처럼 없어졌다는 것입니다.

아토피성 피부염(알레르기성)이 있는 55세의 한 남자는 요료법을 권하자 처음에는 매우 당황했습니다. 그러 다가 곧 결심하고 시작한 모양입니다. 그러다 한때 증상이 악화된 때가 있어 불평을 하기에 호전반응을 설명해 줬더니 반신반의하면서 계속했습니다.

그랬더니 3개월 정도가 지나자 기다렸던 효과가 나 타났습니다. 전에는 피부가 소나무껍질 같았는데 점 점 부드러워지고 주름살도 없고 윤기가 나서 도리어 고맙다는 인사까지 받았습니다.

나는 요료법이 모든 병에 유효하다고 말할 수는 없 지만 난치병으로 고생하는 사람이라면 한 번쯤 시도 해 볼 만한 가치가 있다고 생각합니다.

[암] 요에 암세포의 증식을 억제하는 성분이 있음을 확인

—사이세이회(濟生會) 교토부(京都府)원장 伊地知濱夫

■ 혈청 속에 항암물질이 있음을 확인

약 20년 전 교토 부립 의과대학 제2내과의 연구 클 럽은 인간의 요에는 항종양성(抗腫瘍性) 물질(암세포의 증식을 억제하는 물질)이 있다고 보고했습니다. 당시 우리들은 신장병으로 인해 신장기능이 저하되고 소위 말하는 신부전이 되었을 때의 이상이 어떤 것인가의 문제를 상세히 검토하고 있었습니다. 이 과정에서 우리 몸의 혈액 속에 있는 적혈구에 관해서 NAD(nikotin acid amide. adenine. dinucleotide)라는 극히 중요한 물질의 합성으로 관찰하고 건강한 사람의 혈청(혈액이 응고할 때 분리되는 액체) 중에 이 합성을 저해하는 물질이 있는 것에서 착안했습니다.

NAD라는 물질은 세포 속에 있는 매우 중요한 물질로, 여러 가지 효소(체중에서 물질의 화학변화에 영향을 주는 물질)의 활동에 불가결한 것으로서 보효소라고 불리는 물질의 하나입니다. 또 이 NAD는 암세포 속에 적게 있다는 것이 전부터 알려져 있는 사실입니다.

1958년 모턴 씨는 암세포 중 NAD의 함유량이 적은 것은 이것을 합성하는 효소의 활성저하라 발표하고 이 효소의 활동을 억제하는 물질을 발견하고 암세포에서 NAD의 양을 보다 감소시켰을 경우 암세포는 사멸되는 것이 아닌가라고 추론했습니다. 이 추론의 암시로 우리들은 이 구성이야 어떻든 NAD의 합성을 저해하는 물질은 암 치료약에 쓸 수 있는 가능성이 크다고 생각했습니다. 또 혈청 중에 이 NAD의 합성을 저해하는 작용을 하는 물질, 다시 말해서 항종양성을 나타낼 가능성이 있는 물질이 있다고 한다면, 혈액이 신장에서 여과돼 만들어지는 요에도 같은 물질이 포함돼 있을 가능성을 생각했습니다. 그래서 인뇨에서 항종양성 물질을 검출하기 위해 농축 혹은 부분적으로 정제하는 과정을 거쳐서 일정한 분획(分劃: 단일물질이 아니고 여러 종류의 물질로 구성된 것)을 얻어냈습니다.

　원칙적으로는 단일물질이 될 때까지 정제하고 그 화학구조까지 결정해야겠지만 아직까지는 우리들의 능력이 미치지 못하고 있는 실정입니다.

■ 암세포의 증식이 억제돼 생존 일수도 연장

　어쨌든 우리들은 이 일정분획에 '항종양성'이란 중요한 작용이 있는가의 여부를 확인하기 위해 약간의 실험을 했습니다.

　그 하나는 요에서 취한 분획과 암세포를 시험관에 넣어 일정한 조건으로 접촉시킨 후 암세포를 쥐의 복부에 이식했습니다. 또 분획에 접촉시키지 않은 암세포를 다른 쥐의 복부에 이식시켰습니다. 그 후 암세포의 증식 상태를 관찰한 결과 분획과 접촉된 암세포를 이식시킨 쥐들은 분획과 접촉시키지 않은 쥐들에 비해서 확실히 암세포의 증식이 억제된 사실을 알았습니다. 그 밖의 실험에서는 쥐의 피하 또는 복강(腹腔: 위, 장, 간장, 신장, 방광 등에 들어 있는 부위)에 일정한 수의 암세포를 이식한 후 이 분획을 일정한 조건하에서 주사하고 주사하지 않은 무리와 암의 증식 상태와 생존 일수를 비교했습니다. 그러자 분획을 주사한 무리에서는 암세포의 증식이 억제되었고 한편 생존 일수도 연장되는 것을 확인했습니다. 이러한 실험에서 얻은 일정분획은 항암물질이 포함돼 있다고 생각되는 현상을 확인했습니다. 이 현상에서 또다시 연구를 진행해야겠다고 생각했습니다만 우리 내과의들의 능력으로는 힘든 일이어서 전문가에 의해 더 진전되기를 기대하고 있습니다.

Chapter 7

요료법으로 암을 치료한
경이적인 체험기

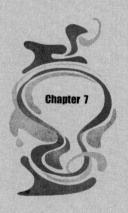

Chapter 7

[자궁암] 요료법으로 "틀림없이 있었던 암이 없어졌다" 라고 의사가 고백

—나까오 내과의원 원장 中尾良一

■ 틀림없이 암이 있었는데…

요료법으로 자궁암이 치료돼 새로운 인생을 되찾게 된 T씨의 경우를 소개하겠습니다. T씨는 자궁 경부(子宮頸部)에 암이 생겼었는데 요료법을 시작하고 얼마 안 되어 지금까지 몸에 생겼던 여러 가지 증상이 호전돼 혹시 암에도 효과가 있는 것이 아닌가 하고 희망을 가지게 된 모양입니다.

그런데 주치의는 속히 수술을 하도록 권했습니다. 그러나 환자인 T씨는 요료법을 계속하면 더 좋은 효과를 볼 것 같아서 수술을 연기하자고 사정했습니다. 사실은 수술이 겁나서 그런 것도 있었지만 몸이 점점 좋아지는 것 같아서 그런 것인데 끝내 받아들여지지 않았습니다. 할 수 없이 주치의의 의견에 따라 수술로 자궁, 난소 등을 절제해 버렸습니다. 그런데 수술 후 담당 의사는 이상하게 생각했습니다. 수술 전 검사에서는 분명히 자궁 경부에 있었던 암의 존재를 수술 중엔 확인할 수가 없었던 것입니다.

T씨는 수술 후의 경과가 순조로워 진통주사도 필요 없었다는 것입니다. 지금은 수술 직후라서 관을 삽입하고 있어 힘들지만 곧 요료법을 다시 시작하겠다고 말하고 있습니다. T씨는 이러한 돌연 변이가 생긴 것은 요료법 덕택이라 확신하고 있습니다. 수술은 했지만 다시 요료법을 하면서 삶의 의욕을 되찾아 생에 대한 희망에 부풀어 있습니다.

[췌장암] 요료법으로 암자국만 조금 남았기에 그냥 퇴원

—히로시마(廣島) 현, 후지시마 정골원(整骨院) 원장,

60세, 藤島敏宣

■ 증상이 놀랍도록 좋아지고 검사수치도 점점 개선

나는 지난 6월, 건강검사에서 당뇨병 증세가 나타난

다고 했는데 8월이 되자 몸의 증상이 이상해졌습니다. 다리를 질질 끌게 되었고 몸이 나른해져 견디기가 어려웠습니다. 9월의 어느 날 결국 넘어져서 입원하고 말았습니다. 병원에서 매일매일 점적을 맞으며 누워 있었습니다. 의사는 당뇨병이 진척되어 신경계통에도 작용한 것 같으니 내장 검사를 하자고 하여 CT촬영(컴퓨터 단층촬영), 위촬영 검사를 했습니다.

위촬영을 할 때 의사 여러분들이 몰려와서 보기에 이상하다고 생각했는데 검사 결과는 간장도 나쁘다는 것이었습니다.

이 검사가 끝난 뒤부터 처의 태도가 변했습니다. 보통 밤 8시면 귀가하는데 언제나 울먹거리며 돌아가곤 했습니다. 어느 날 의심스러워 사실대로 말해달라고 했습니다. 그랬더니 처가 울먹이면서, 검사해 보니까 췌장 입구에 암이 생겼다는 것이었습니다. 어느 정도 예상은 했지만 역시 큰 쇼크였습니다. 그래도 반신반의했는데 모발이 빠지고 몸이 무겁고 눈이 침침해 오는 증상을 자각하기에 이른 것입니다. 나는 암이 틀림없다고 확신했습니다.

요료법에 대한 것도 알고 있었습니다. 때문에 나의

암을 치유할 수 있는 것은 요료법밖에 없는 것이 아닌가 하고 생각했습니다.

10월 중순, 결국 실행에 옮겼습니다. 한 번 마신 뒤에는 그렇게 저항이 없었습니다. 1회에 한 컵(약 200㎖)의 양을 매일 3∼4회씩 마셨습니다. 그랬더니 역시 요료법의 덕택인지 11월이 되자 몸의 증상이 놀랍도록 좋아져 주 2회 통원하는 것을 조건으로 퇴원 허가를 받았습니다. 요료법을 매일 계속하는 나의 몸은 놀랍도록 호전됐습니다. 병원에서 정기 검사할 때마다 검사수치가 호전되어 몸도 가벼워지고 활력도 솟는 것 같았습니다.

■ 악화되던 간경변도 이상 무

예상밖으로 건강이 회복됐기에 11월 중순부터 다시 일을 시작했습니다. 하지만 12월까지는 역시 피곤을 느꼈습니다. 그러나 새해 들어 기운이 다시 돌아와 술도 조금씩 하게 되고 당류를 먹어도 아무 일도 없고 검사 결과에도 아무런 이상 증세가 없었습니다. 올 2월, 다시 검사를 받았을 때 주치의는 이제는 병원에 올 필요가 없다고 했습니다. 그 후 모발도 서서히 자라기 시작했습니다. 4월 검사 때 췌장암은 어떻게 됐느냐고 주치의에게 물었더니 주치의는 "당신 알고 있었소?" 하고 놀라면서 X선 사진을 보여 주면서 "전에는 여기에 있었는데 지금은 자국만 조금 남아 있을 뿐이오" 하고 설명해 주었습니다. 또 췌장뿐만 아니라 다른 데도 나쁜 곳이 하나도 없다고 못박아 말했습니다. 이렇게 해서 췌장암으로 목숨을 잃을 뻔한 것을 건졌습니다.

지금은 피곤도 모르고 안색도 좋고 냉수족이 따뜻해지고 손톱의 변형도 나았습니다. 그런데 또 하나 내가 모르는 것이 있었습니다. 췌장암과 함께 간경변(간장세포가 파괴되어 간장 전체가 굳어지는 병)도 진척되고 있었다는 사실입니다. 그것도 생명과 관계되는 무서운 병입니다. 내가 모르는 사이에 진척되던 간경변도 요료법에 의해 좋아졌습니다.

■ **의사의 한마디** ·
"전적으로 신뢰하며 실행하는 것이 중요."

요료법을 전적으로 믿고 실행하는 것이 가장 중요

합니다. 철저히 믿고 실행하면 몸속에서 암과 대항하는 물질을 만드는 활동이 높아지는 것 같습니다. 의심이나 불신을 가지고 실행하면 그러한 물질을 만드는 활동이 약해지며 치유하는 데도 늦어집니다. 그리고 요료법을 빨리 시작한다는 것도 중요한 포인트입니다. 최후의 수단으로 요료법에 의존하려는 사람이 있습니다만 그렇게 되면 시기를 놓쳐 좋지 않은 결과를 가져올 수도 있습니다.

— 나까오 내과의원 원장

[직장암] 요료법으로 항문에서의 출혈도 멈추고

— 지바(千葉) 현, 주부, 56세, 高橋治子

■ **"암이니까 우물쭈물 주저하시면 보증(保證) 못해요."**

나는 5년 전부터 항문에서 가끔 출혈이 있었습니다. 부위가 그러니까 의사의 진찰도 받지 않고 그냥 치질 정도로 여기고 있었습니다. 지금 생각하면 이것이 바로 암의 위험신호였던 것입니다.

지난해 5월, 이상하게 몸이 나른하고 움직이는 것도

귀찮아졌습니다. 게다가 감기에 걸린 것처럼 기침도 했습니다. 피로가 한 번에 내뿜어지는 그런 느낌이었습니다.

젊었을 때 늑막염(肋膜炎: 폐를 감싼 흉막의 염증)에 걸린 적이 있기 때문에 혹시 또 폐가 나빠진 것이 아닌가 생각되어 집 근처의 병원에서 X선 촬영을 해보니 폐에는 아무 이상이 없었습니다. 나를 진찰하신 의사도 "굉장히 안색이 좋지 않군요"라고 말했습니다. 그래서 항문에서 가끔 출혈이 있다고 했더니 그쪽도 자세히 검사해 보는 것이 좋겠다고 하면서 어느 대학병원을 소개해 주었습니다. 대학병원에서 CT촬영 등 여러 가지 검사를 받고, 그 결과를 알아보기 위해 찾아간 것이 지난해 7월입니다. 여동생이 동행해주었습니다.

의사는 "직장에 포립(종양의 일종)이 있으니 곧 입원하지 않으면 안 됩니다" 하는 것이었습니다. 옆에서 듣고 있던 여동생이 "포립이면 바로 입원하지 않아도 괜찮은 거 아니에요?" 하고 말하니까 "암이니까 우물쭈물 주저하시면 나는 보장할 수 없어요" 하고 일갈하는 것이었습니다. 그래서 2, 3일 안에 입원실이 비는 대로 입원하기로 했습니다.

사실은 그 전부터 나는 아마 암일 것이라고 생각하며 마음의 각오를 하고 있었습니다. 그렇다고 절망하고 있었던 것은 아닙니다.

알레르기성 체질이 강해서 약의 부작용으로 난청도 되고 여러 가지로 고생을 겪은 몸이라 이대로 현대의학의 수술을 받고 치료하면 그저 죽고 말 것이란 생각뿐이었습니다. 또 한편으로는 적절한 수단을 쓰면 설마 죽지는 않을 것이란 희망을 갖고 최선의 치료를 받아 보려고 침구사인 즈메부 선생의 치료실을 찾았습니다.

■ X선 사진보고 용케도 죽지 않았구나 실감

즈메부 선생에게서 3개월간 치료를 받자 항문에서의 출혈도 적어지고 훨씬 기분이 좋아졌습니다. 그런 어느 날 즈메부 선생께서 "이때 요료법을 하면 훨씬 빨리 나을텐데…" 하고 말했습니다.

처음에는 요를 오물처럼 더러운 것이라고 생각하고 있었으므로 언니나 동생이 한결같이 "싫어요. 아무리 그렇다고 요까지 마시다니…" 하고 반대했습니다. 하지만 지난해 12월 하순, 싫지만 코를 붙잡고 억지로 마셔 봤습니다. 마셔 보니까 흔히 마시는 쇠뜨기 차와 별로 다르지 않은 그런 맛이었습니다. '뭐! 이쯤이면 자신이 있지, 이것으로 암만 치료할 수 있다면…' 하고 곧 요료법을 시작했습니다.

요는 매일 아침 일어났을 때 200㎖를 마셨습니다. 요료법을 시작하면서 점점 안색이 좋아졌습니다. 몸의 컨디션이 좋고 건강해 보이니까 만나는 친구마다 "너 정말 암이냐?" 하고 물을 정도였습니다. 출혈도 가끔 비칠 뿐이고 피로감도 전혀 느끼지 못하게 됐습니다. 올 2월, 즈메부 선생의 소개로 어느 종합병원의 내과에서 검사를 받았습니다. 거기서 Y선생은 작년의 X선 사진과 지금 촬영한 사진을 비교하면서 "대단히 많이 좋아졌군요" 하고 놀랐습니다.

직장이 건강하고 정상적인 상태로 회복하고 있다는 것입니다. 나도 X선 사진을 봤습니다만 그전의 나쁜 때의 것은 털실 정도로 가늘었는데 지금의 것은 엄지손가락 정도로 굵어졌습니다. 그것을 보고 정말 죽지 않고 용케도 살았구나 하고 생각했습니다. 그 후로도 요료법을 계속하고 있습니다. 몸의 상태는 점점 좋아지고 있습니다. 출혈도 거의 멈췄고 지금 나쁜 곳이라곤 하나도 없습니다. 요료법을 하길 정말 잘했다고 생각합니다.

■ **의사의 한마디** · · · · · · · · · · · · ·
"요료법을 계속하는 동안에 점점 익숙해진다."

지금까지의 상식으로서는 처음 요를 마신다는 것은 정말 싫을 것입니다. 그러나 다카호 씨처럼 코를 잡고 마셔도 좋으니까 계속해서 실행하는 것이 중요합니다. 처음 마실 때는 코로 숨을 쉬지 않는 것이 비결입니다. 냄새를 맡지 않고 계속하는 동안 점점 익숙해져서 별로 신경을 쓰지 않게 될 것입니다.

— 나까오 내과의원 원장

[직장암] 암 수술 후 계속된 변비, 헛배, 피로감이 소멸

— 야마나시(山梨) 현, 병원 검사부장, 50세, 丸山 勇

■ 요료법의 효과는 다음날부터 나타나

나의 요료법은 내가 근무하고 있는 사노 외과의원 원장인 사노 선생이 "요를 마시면 몸이 좋아져요" 하고 권해서 시작했습니다. 그때가 1986년 4월 29일입니다. 저는 원장이 스스로 요료법을 실천하고 있다는 사실은 벌써부터 들어 알고 있었습니다. 사실 나는 1969년에 현내의 어느 종합병원에서 직장암 수술을 받았습니다. 그러나 수술 후의 상태는 별로였고 뒤에 들은 얘기지만 의사들 사이에서는 앞으로 6개월쯤 살 수 있는 시한부 인생이란 소문이 자자했답니다.

그 후 나는 사노 외과의원에서 마루야마 백신(결핵균으로 만든 암치료약으로, 발견자는 일본의과대학 명예교수 마루야마(丸山千里))로, 크레스틴(Krestin)이란 약제의 복용, 그리고 점적 등의 치료를 받고 오늘까지 살아온 것입니다. 뒷날 인연이 있어 사노 외과의원에서 근무하게 됐지만 여전히 치료는 계속하고 있습니다. 그러나 암의 후유증이었는지 헛배가 부르고 변비와 안색이 나빠졌으며 피로가 빨리 오는 증상은 없어지지 않았습니다. 그런 이유로 몸에 좋다는 것이라면 무엇이든지 먹으려고 했습니다.

나의 경우, 요는 처음 마신 날부터 현재까지 배출되는 요의 거의 모두를 마시다시피 하고 있습니다. 양은 매회 한 컵, 1일 5, 6회 정도됩니다. 요료법의 효과는 시작한 다음날부터 나타났습니다. 먼저 그렇게 피곤하던 몸이 갑자기 가볍게 여겨진 것입니다. 거기에 요를 마시면 곧 손끝까지 빨갛게 되어 혈액 순환이 잘 되는 것을 알았습니다. '이것이 효과가 있구나!' 하며 새삼 감탄했습니다.

요를 마시기 시작해서 15일쯤 지나자 이번에는 헛배가 없어졌습니다. 그 뿐 아니라 그렇게 지독했던 변비마저 사라진 것입니다. 또 이 때는 주 3회 하던 점적도 그만두게 되고 피로도 거의 없어졌습니다. 병원의 야근도 서서히 가능하게 돼 지금 주 3회의 야근도 거뜬히 하게 된 것입니다. 그런데 나의 암은 마루야마 백신 치료를 한 지 5년째, 일본의과대학의 마루야마 명예교수에 의한 검사에서 거의 완전히 소멸됐다는 진단이 내려졌습니다. 다만 암이란 또 언제 재발할지 모르므로 매일 조심하면서 크레스틴의 복용은 지금도 계속하고 있습니다. 요료법을 해 보려고 하는 사람 중에는 자기가 혹시 암에 걸린 것이 아닌가 하고 의심을 해 보는 사람이 많을 줄 압니다. 요료법은 그러한 사람일수록 한번 시도해 볼 필요가 있다고 생각합니다.

그러나 요료법만 한다고 충분한 것은 물론 아닌 줄 압니다. 나의 경험에서 말하면 요료법에는 놀라운 효과가 있지만 마루야마 백신에 의한 치료를 병행하면 더욱 그 효과를 극대화시킬 수 있는 가능성을 기대할 수 있다는 것입니다.

■ **의사의 한마디** · · · · · · · · · · · · · · · · ·
"암이라고 의심이 가면 곧 요료법을 실행하라."

암의 치료법에는 여러 종류의 백신이나 항암제가 있지만 시도해 볼 치료법은 모두 해 보는 것이 좋을 것입니다. 하고 싶은 것을 하지 않으면 뒤에 후회하는 경우가 있습니다. 자기의 병을 암으로 의심하거나 병원에서 암이라고 진단이 내리면 다른 치료법을 하면서도 가능한 빨리 요료법을 시작하는 것이 좋습니다. 시작하는 시기가 적절하면 암의 개선도 기대할 수 있습니다.

어떤 종류의 약물 치료법은 부작용의 걱정으로 시간을 두고 쓰게 되지만 요료법은 확실한 효과가 있을 뿐 아니라 부작용이 전혀 없기 때문에 마음놓고 계속할 수 있습니다.

— 나까오 내과의원 원장

[간장암] 수술 불능으로 선고된 암이 소멸돼 의사도 놀라고

— 나까오 내과의원 원장 中尾良一

■ 병원 개업 후 처음 있었던 기적적인 사건

나의 경험에서 요료법은 인체의 자연치유력을 증강시키고 세포의 활성화를 촉진하는 어떤 힘이 있다고 생각합니다. 때문에 단지 어느 특정한 병에 한해서 효과를 보는 것이 아니라 광범위하게 여러 가지 병을 낫게 하는 역할을 한다고 생각합니다. 여기서는 간장암에 걸린 70세의 한 남자의 실례를 소개할까 합니다. 이 사람은 작년 후반기부터 갑자기 식욕부진과 온몸이 나른해져 어느 대학병원에 입원해서 종합 검사를 받았습니다.

그 결과 간장에 계란 크기의 악성 종양이 있는 것으로 판명됐습니다. 치료법으로는 간장의 2/3정도를 절제할 필요가 있겠지만 연령과 체력 때문에 수술은 불가능하다고 의사가 진단했습니다.

그래서 왼쪽팔 관절부의 혈관에 삽입해서 간장까지 이르는 카테터(플라스틱제의 세관)로 약물 주입의 치료를 5일간 계속해서 받았습니다. 또 식사도 마음대로 못하기 때문에 오른쪽 가슴에서 카테터를 넣어 심장 근처까지 영양제의 점적을 40일간 계속했습니다.

그런데 이 남자는 2차대전 때 미얀마에 종군한 적이 있습니다. 그래서 그 당시 군의관하고는 지금도 접촉을 하고 있습니다. 그 전(前) 군의관은 내가 잡지에 기고한 요료법의 기사를 이 남자에게 가르쳐 준 것입니다. 이 남자는 간장암이라 진단됐으니까 일반적인 치료로서는 도저히 불가능한 것을 알고 입퇴원을 밥먹듯 하다 결국 죽어갈 것이라 생각하고 있었습니다. 그럴 바엔 차라리 전 군의관에게서 들은 요료법에 목숨을 걸 결심을 한 것입니다. 그래서 작년 1월부터 병원 내에서 자칭 GW(gold water)요법이라 명명하고 조용히 요료법을 시작했습니다.

이 남자는 1일 1회, 150~200㎖를 마셨습니다. 요료법을 시작하면서 이 남자는 카테터에 의한 약물주입요법을 중지해달라고 의사에게 간청했습니다. 그리고 작년 1월 20일에 일단 퇴원하고 통원 치료를 받기로 했습니다. 2월 6일에 외래 환자로 와서 컴퓨터 단층 검사를 받고 같은 15일에는 입원중의 단층 검사와 2월 6일의 것과 비교해달라고 부탁했습니다. 그랬는데 입원중일 때의 화상에는 분명히 보인 증상이 2월 6일의 것에는 그 부분이 없어지고 아무것도 없는 것이 비전문가의 눈으로도 똑똑히 알 수 있었다는 것입니다. 확실히 간장암은 소실된 것입니다. 2월 6일의 혈액 검사 결과도 거의 이상이 없었습니다.

담당 의사는 "이상하다…"라는 말만 연발할 뿐 자기들의 치료로는 암을 이렇게까지 치료할 수 없을 텐데 하는 눈치였답니다.

과거의 경험으로서는 약물주입 요법으로는 아무리 효과를 본다해도 완전히 암 자체가 없어질 정도의 효과는 볼 수 없다는 것입니다.

"어쨌든 당신의 생명력이 질긴 탓이라고 말할 수밖에 없겠죠"라는 것이었습니다. 물론 의사 몰래 한 짓이니 의사인들 요료법을 알 까닭이 없었습니다. 또 담당 의사의 상사인 조교수는 이 남자의 회복 상황을 병원 개업 이래 최대의 기적적인 사건으로 증례 보고까지 하는 일까지 있었다고 합니다.

■ 암을 완치한 보고는 또 있다

이 남성은 "70세에 새로운 생명을 받고 요료법은 물론 입원했던 의료 관계자에게 진심으로 감사하고 싶은 마음이다"라고 말했습니다. 그리고 다음과 같은 보고를 나에게 보내왔습니다.

"퇴원 후 4개월이 지나서 교시한 대로 요료법을 계속하니까 날마다 체력이 좋아졌습니다. 퇴원 1년 후에는 나이에 맞게 건강체로 돌아올 자신이 붙었습니다. 지금은 몸 상태가 정상인과 다를 바 없고 어디를 다녀도 걱정 없는 상태입니다. 70세를 지나서 주위의 친구들을 보면 한결같이 모두가 크고 작은 병들을 가지고 있습니다. 자각증상은 별로 없고 그것을 감지했을 때는 벌써 놓친 뒤여서 정말 안타깝습니다. 내가 스스로 시험하고 확실한 효과를 알고 있는 요료법을 많은 사람들에게 알려 주고 싶은 마음 간절합니다."

나는 이 남성 이외에도 암 등 악성 신생물이 없어졌다, 완치됐다는 환자들의 각종 보고를 몇 통씩 받고 있습니다.

[식도암] 불치병으로 진단된 암이 소멸되고 검사에서도 이상무(異 狀 無) 진단

— 나까오 내과의원 원장 中尾良一

■ 확실한 효과를 실감하며 몸상태도 쾌조

의사로부터 수술불능이라 진단된 중증의 식도암이 요료법으로 소실된 경우를 소개하겠습니다. 62세의 한 남성이 식도의 통과장애를 호소하며 의사의 진찰을 받았습니다. 음식물을 넣으면 삼키기 어렵고 통증까지 있다는 것이었습니다. 담당 의사의 진찰과 여러 가지 검사에서 얻은 진단은 식도암이었습니다. 게다가 수술하기 어려운 중증이란 사실입니다. 곧 입원하고 치료를 받게 됐습니다. 생각하건대 치료란 말뿐 그저 생명 연장에 주안점을 둔 조치에 불과한 그런 치료였습니다.

치료 내용은 주로 방사선을 쬐는 일이었습니다. 입원 후 6일 만에 일단 퇴원조치가 취해졌습니다. 아마 병원측에서는 퇴원한 후 또 악화되면 재입원할 것으로 예측하고 있었다고 합니다.

퇴원하고 1개월 후 이 남성은 집에 틀어박혀 요료법을 시작했습니다. 음뇨량은 1일 한 컵(약 180㎖)으로 한 모양입니다. 요료법을 시작한 지 1주일쯤 돼서 음식을 먹으면 목구멍을 통과할 때 무슨 소리가 나는 것 같은 그런 느낌이 있었답니다. 동시에 식도 이하의 소화관 안의 상태가 좋아진 것 같은 느낌에다 변도 좋았다고 합니다. 당초에는 요료법을 아침에 일어나서 1일 1회 하던 것을 3주째부터는 새벽과 취침 전 이렇게 1일 2회로 늘렸답니다.

요료법을 시작한 지 50일째가 되는 날에는 옛날 제자들이 베풀어준 1박 2일의 동창회에 종이컵을 가지고 참가했다는 것입니다.

이때부터 집에서도 떳떳이 요료법에 대해 마음 놓고 얘기할 수 있는 것은 요료법의 확실한 효과를 실감했고 이제 건강에도 자신을 갖게 된 탓이었는지 모릅니다. 요료법을 시작해서 4개월 되니까 몸상태는 극히 쾌조하고 새벽 5시경 일어나서 집 앞뜰에 나가 풀도 뜯고 그 뒤에 아침 식사를 하는 규칙적인 일상 생활을 할 수 있는 안정을 회복했습니다.

이 남성은 암을 앓기 전에는 가끔 친구들과 야외에 나가 사생도 함께 하며 유화도 제법 그렸던 모양인데 입원 전후에는 그것도 못하다가 요료법을 시작하고 5개월 째부터는 자유롭게 사생도 하게 됐답니다. 그림을 그릴 마음이 생겼다는 것은 정신적으로도 마음의 여유와 적극성이 있기 때문입니다. 이 사람의 체중은 처음 퇴원시 48kg이던 것이 5개월 후에는 52.5kg까지 회복되었습니다. 병원에는 2주에 한 번씩 내시경 검사를 받으러 가는데, 최근에는 검사를 해도 환부가 어디에 있는지 모를 정도입니다. 즉 암이 어디에 있었는지조차 모르는 상황에 있다는 것입니다.

담당 의사로서는 재발, 재입원의 코스를 되풀이할 것으로 예상했던 환자였으니까 증상의 악화는커녕 암 자체도 찾을 수 없는 지경에 이르렀으니 그저 놀랄 수밖에 없는 것입니다. 또 이 남성은 입원 중에 방사선 치료도 했습니다(병원에서 준 항암제는 먹지도 않았다고 합니다). 그렇다면 식도암이 치유된 것은 요료법인지 아

128

니면 방사선 치료인지 어느 것의 효과를 본 것인지 모른다는 사람도 있는 모양입니다. 이론상으로 말하면 식도암이 소실된 것은 요료법을 하지 않았어도 방사선 치료로 나았을지 모릅니다. 또 자연히 치유된 것이라고도 생각할 수도 있습니다. 그러나 나에게는 "요료법으로 난치병이 나았다"란 보고가 전국의 많은 사람에게서 답지하고 있습니다. 물론 그 중에는 암 환자의 것도 다수 포함돼 있습니다.

요료법을 실행하고 있는 사람은 아직도 세상에는 소수에 불과합니다. 이 소수의 요료법을 실행한 사람만이 현대 의학적인 효과를 본다든지 자연치유로 병이 완치되는 한편, 일반 병원에서는 그러한 일이 별로 일어나지 않는다든지 하는 보고가 적다는 것은 부자연스런 일이 아닐 수 없다고 생각합니다. 역시 요료법의 효과를 무시할 수 없다고 생각합니다(물론 현대 의학적인 치료가 효과를 높이고 자연치유되는 일도 전혀 없다고 할 수 없지만).

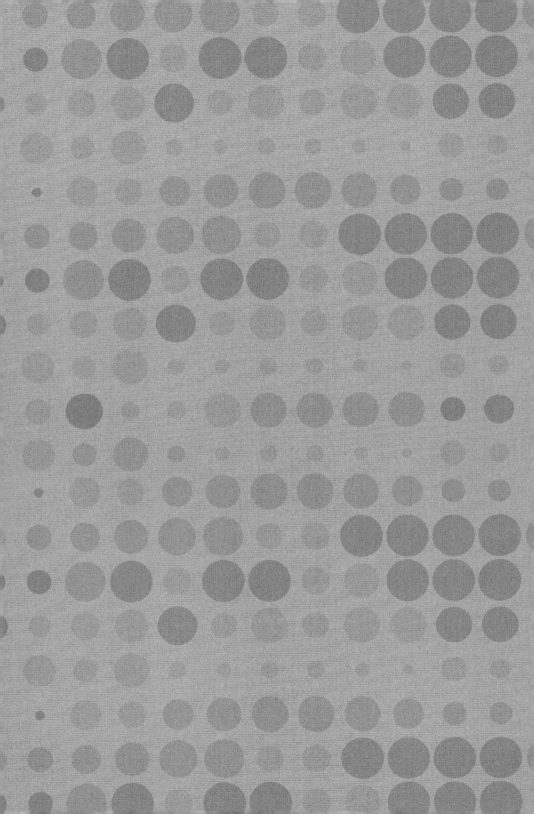

Chapter 8

시도했다, 치료했다, 놀랍다!
36명의 실명수기(實名手記)

Chapter 8

1. 류머티즘에 현저한 효과가 나타나다

무릎 통증이 요료법으로 없어져 계단을 오르내리는 데도 편안

— 도쿄, 53세, 주부, 松下規子

■ 진통제는 일체 쓰지 않고도 자유로운 보행

내 몸에 류머티즘 증상이 나타난 것은 지금부터 1년 10개월 전의 일입니다. 그때부터 나는 집 2층에도 오르내릴 수 없어서 줄곧 이불 속에서 뒹굴며 사는 생활이 매일 계속됐습니다. 나의 류머티즘은 무릎과 발가락 뿌리 부분의 통증이 심해서 집에서는 무릎 밑을 언제나 붕대로 감고 있는 상태였습니다.

올해 들어서 어느 병원의 류머티즘과에 통원하고 있었습니다만 복용하라고 주는 약은 아무리 먹어도 아픔을 해소시킬 수 없었습니다.

언젠가 그 병원의 대기실에서 진료 차례를 기다리고 있으려니까 그곳에서 사귄 한 아주머니가 늠름한 표정으로 들어왔습니다. 나를 보자마자 하는 말이 "나는 이 정도예요" 하며 경쾌하게 번갈아 한쪽 발로 껑충껑충 뛰는 것이었습니다. 이 아주머니는 나의 류머티즘보다도 훨씬 더 심한 증상이었기에 나는 놀라면서 어찌된 일이냐고 물으니까 '소가이'란 잡지를 읽었느냐고 물었습니다. 내가 못 읽었다고 하니까 빙긋 웃으면서 나직한 목소리로 "요를 마신 거예요"라고 말했습니다. 나는 그 때 처음으로 요료법의 존재를 알았습니다.

그 얘기를 들었을 때의 나는 '오줌을 마실 정도라면 차라리 죽는 게 낫겠다' 하고 생각했습니다. 그런데 실제로 증상이 호전돼서 저렇게 기뻐하는 눈앞의 그녀를 보니까 한편 요료법에 대한 관심이 생기기도 했습니다. 그래서 먼저 '기적을 일으키는 요료법'이란 책을 구해서 읽기로 한 것입니다. 주문한 책은 매진 상태라 잘 오지 않았습니다. 그 동안 아주머니에게선 매일같이 "마셔 보셨어요?" 하고 묻는 전화가 걸려왔습니다.

마음이 초조하게 기다려지는 어느 날 겨우 요료법 책이 도착했습니다. 그 책을 읽은 뒤 사실 저항감이 누그러졌지만 그래도 플라스틱 용기의 컵을 쓰고는 곧 버리곤 했습니다. 요를 마시고 약 20여일쯤 지난 어느 날 쇼핑이나 집안 청소를 도와주는 친구의 아주머니가 내가 이불 속에서 일어나 부엌 쪽으로 가는 것을 보고 "어?! 거뜬히 일어나는데요" 하고 말했습니다. 그 말을 들으니까 그때까지 나는 이불 속에서 일어날 때의 심한 통증 때문에 얼굴을 찡그리면서 고생을 했는데 내 몸의 변화를 처음 깨닫게 된 것입니다.

그 뒤부터 류머티즘의 통증은 차차 해소돼 갔습니다. 요를 마시고 1개월쯤에서는 집 안의 계단을 무릎 통증을 느끼지 않고 오르내릴 수 있었습니다. 아직 하이힐을 신지는 못하지만 보통 신을 신으면 집에서 먼 역까지 자유롭게 걸어갈 수 있습니다. 손가락이 아파서 칫솔질도 제대로 못하고 부엌에서 채소를 써는 일도 못했던 내가 지금은 모두 할 수 있게 됐습니다.

물론 요료법을 시작하면서 진통제는 일체 먹지 않

는데 이것 또한 요의 덕택이라 확신합니다.

　그러니까 6월 15일의 일입니다만, 병원에서 류머티즘 검사를 받아 보니까 그 결과의 반응은 모두 마이너스가 되어 있기 때문에 이것으로 완전히 호전되었다는 것을 알 수 있었습니다.

■ 의사의 한마디 · · · · · · · · · · · · · · · · · · ·
"요 속의 호르몬 작용으로 통증과 부종이 진정."

　약 2년간의 류머티즘에 의한 관절통이 요료법으로 현저하게 감소되고 최소한의 일상생활이 가능하게 된 것은 정말 기쁜 일입니다. 요의 호르몬 효과와 염증을 억제하는 작용으로 경감작용이 일어납니다. 마쯔시다 씨의 류머티즘 통증이 경감된 것도 그 때문이며 이러한 통증의 병에는 요료법의 효과가 크다는 것이 임상사례에서도 많이 볼 수 있습니다.

── 다찌노 정 난송 의원 원장

손의 통증과 딱딱함이 없어지고 위궤양 증상도 해소

── 교토(京都), 58세, 무직, 山本和代

■ 15년간 고생한 류머티즘 통증과 딱딱함도 풀렸다

나는 15년 전부터 관절 류머티즘으로 고생해 왔습니다. 해마다 더 심해서 통증과 부종, 그리고 손이 굳어지는 한편 작년부터 왼손의 인지가 굽어져 펼 수 없게 됐습니다. 빵공장에서 일했습니다만 결국 일할 수 없게 돼 그만뒀습니다. 그리고 매일 병원에서 물리치료를 했습니다. 그러나 호전되기는커녕 별로 효과가 없었습니다. 그러던 차 친구로부터 요료법에 대한 얘기를 듣고 흥미를 가지게 됐습니다. 1988년의 '소가이' 12월호에 요료법 특집을 읽고 나의 류머티즘 치료 방법은 이것 밖에 없구나 하고 마시기 시작했습니다.

매일 아침 저녁 2회, 한 컵(약 180㎖)씩을 마셨습니다. 약 1개월간 계속하니까 손의 통증도 없어지면서 굳었던 것이 풀렸습니다. 또 아직 인지는 굳은 대로지만 그래도 몸 상태는 훨씬 좋아진 기분입니다.

사실 나는 전에 위궤양 수술을 받은 일이 있는데 그 후유증으로 가끔 위궤양 증상(짓무른 점막)이 생겼다, 없어졌다를 되풀이해서 병원에서 약을 처방받아 먹고 있었습니다.

요를 마시기 시작해서 2주쯤 지나니 위궤양 약이나 류머티즘 약을 전부 중지했는데도 위 상태는 좋아졌고 위궤양 증상도 감쪽같이 사라졌습니다. 요료법은 반년 정도 계속하고 있습니다만 최근 걱정되는 일이 있습니다. 몸 상태가 좋을 때는 별로 느끼지 못하지만 몸이 피곤하고 약해지면 요맛이 쓰거나 짜서 도저히 마시기가 거북합니다. 음식 관계의 영향도 있는 것일까요? 아니면…? 또 이러한 요를 그냥 마셔도 괜찮을까요?

■ **의사의 한마디** ·
"요의 맛은 건강 상태나 식사, 약의 섭취로 변한다."

요의 맛은 매일의 건강 상태나 식사, 약물의 섭취에 따라 달라집니다. 요색이 투명하고 마시기 좋은 것은 약복용이나 몸 상태가 좋을 때입니다. 특히 쓰고 짜고 마시기에 거북할 때는 얼음이나 과즙을 넣어 마시면 한결 좋을 것입니다. 또 전날 밤에 소금에 절인 매실 같은 것을 먹으면 그 다음날 아침 요는 먹기 쉬워집니다.
— 다찌노 정 난송 의원 원장

백약무효였던 관절통과 부종이 요료법으로 진정

— 후쿠시마(福島) 현, 도부(渡部)내과의원 사무장, 74세, 渡部勳

■ 야간 빈뇨, 백내장도 깨끗이 나았다

혈액 검사 결과, 내가 류머티즘이란 진단을 받은 것이 1985년 9월 19일입니다. 처음에는 오른쪽 손목이 부어오르면서 동증(疼症: 쑤시는 통증)을 느꼈습니다. 이것을 약 반년 동안 치료했습니다만 이번에는 왼쪽 수족이 부어오르면서 같은 동증이 옮겨왔습니다. 더욱이 왼쪽 무릎관절이 심했고 여기서 진득진득한 액체가 대개 2주에 한 번 정도 나오는 것이었습니다. 의사의 지시로 여러 가지 소염진통제를 복용하게 됐습니다. 또 류머티즘에 좋다는 온갖 한방약도 수없이 써봤습니다. 그러나 증상은 여전히 계속되는 동안 3년이란 세월이 흘렀습니다.

그러니까 지난 1989년, 나는 '소가이' 지의 요료법 기사를 읽은 것입니다. 나는 모든 것을 제쳐놓고 저 자인 나까오 선생께 전화를 걸어 자세한 자료를 보내달라고 부탁했습니다. 나까오 선생은 결제하시고 곧 자료를 보내주셨습니다. 1990년 11월 27일의 일입니다. 그 자료를 읽어 보고 이것이라면 반드시 내 병도 고칠 수 있을 것이란 확신을 갖게 됐습니다.

그래서 그날부터 매일 1회 150㎖씩 요를 마시게 됐습니다. 물론 믿고 단단히 결심한 탓으로 어떠한 저항도 없었습니다. 요를 마시고 1주일쯤 지나자 왼쪽 수족의 염증이 누그러졌습니다. 그래서 진짜구나 하고 좋아하기 시작했던 10일경부터는 이게 웬일입니까 도리어 증상이 서서히 옛날로 되돌아가면서 전보다 더 악화되기 시작한 것입니다. 보행도 전보다 더 곤란하게 되고 깨끗이 나았다고 생각했던 오른쪽 수족과 양쪽 어깨 부분에도 통증이 나타나고 있었습니다. 자전거를 세우려고 다리를 땅에 밟는 순간 통증이 와서 여러 번 넘어졌던 일도 있습니다.

그러나 그 자료에 써 있는 바와 같이 호전반응이라 생각하면서 회복된다는 확신을 가지고 계속했습니다. 역시 며칠 뒤부터는 모든 통증이 멈추면서 호전되기 시작했습니다. 여기서 요료법을 시작한 지 꼭 1개월쯤부터는 하루 마시는 양을 200㎖로 증가시켰습니다. 그래서인지 증상은 더욱 빠른 속도로 순조롭게 나아지면서 수족의 부종도 나았습니다. 요료법을 시작한 지 2개월 후부터는 보행이 편해졌습니다. 3개월 후에는 보행시 전혀 동증이 없었으며 기분까지 시원했습니다. 그 때부터 왼쪽 무릎관절에서 나오던 백탁의 액체도 나오지 않게 됐습니다.

혹한의 2월, 전 같으면 비나 눈보라가 치면 으레 쑤셔오던 양쪽 다리가 아무 일도 없으니 난 그저 놀랄 수밖에 없었습니다. 그리고 4개월째, 병원에서 혈액 검사를 받았더니 염증의 활동성을 표시하는 CRP라고 하는 검사치가 음성으로 나타나고 백혈구의 수나 적혈구가 침강하는 속도도 정상적인 범위 내로 돌아간 것이 판명됐습니다.

요료법을 시작하고 1년이 되는 지금 류머티즘의 통증은 없는 상태며 요즘은 그동안 통증으로 쇠약해진 수족의 힘을 회복하기 위해 물리 치료를 하고 있습니다.또 류머티즘 해소에 전념하고 있는 동안 내가 본래부터 가지고 있었던 여러 가지 병도 어느새 치유된 것을 알았습니다. 예년 같으면 겨울에는 으레 4, 5회 정도 걸리던 감기 한 번 안 걸리고 전립선 비대로 야간 빈뇨증, 그리고 백내장 등의 증상이 그림자를 감춘 것을 아울러 보고합니다.

"혈행 촉진과 호르몬 분비로 류머티즘 개선."

류머티즘 치료법은 현재 스테로이드 호르몬 등을 중심으로 하는 약제가 투여되는 것이 일반적입니다. 그러나 이 방법은 부작용을 수반하는 일이 많고 진정시키는 것에는 효과를 보지만 가끔 또 다른 새로운 증상을 야기시키는 사람의 경우가 있음을 무시할 수 없습니다.

그 점에 있어서 요료법을 실천한 많은 사람들은 통증의 진정은 물론 아무런 부작용도 나타나지 않은 데에 크게 주목할 일입니다. 류머티즘에 대한 요료법 효과로서 두 가지를 생각할 수 있다고 봅니다. 하나는 혈행을 원활하게 하는 점입니다. 요를 마시고 조금 있으면 체내에 따뜻한 느낌이 전해지는데 이것은 요가 혈행을 좋게 한다는 증거입니다. 혈행이 좋아지면 인체의 구석구석에 산소와 영양을 공급하게 되고 모든 통증 해소에 연결되는 것입니다. 또 하나는 호르몬을 분비하는 작용입니다. 호르몬 분비가 잘 되면 통증의 진정에 도움이 된다는 것은 충분히 생각할 수 있는 일입니다. 또 요에 부작용이 없는 것은 요가 처음부터 혈액의 일부였다는 점을 생각하면 명백해집니다. 류머티즘으로 고생하고 계시는 분은 최소한 반년 이상은 요료법을 계속해 주셨으면 합니다.

— 다찌노 정 난송 의원 원장

25년간 고생한 전신 관절통이 놀랍도록 경쾌

— 시즈오카(靜岡) 현, 농업(전 교사), 62세, 遠山順一

■ 마음대로 몸을 움직여 보는 것이 꼭 20년 만이다

'소가이' 지의 특집, 요료법의 체험기를 읽어보니까 모두가 며칠내로 병이 나았다, 일주일만에 효과가 나타났다는 등 대단히 극적인 효과를 본 사람이 대부분입니다. 그러한 행운아가 많은 것도 사실이겠지만 나와 같이 차츰차츰 호전되어 효과가 나타난 경우를 소개하는 것도 큰 의의가 있다고 생각합니다.

지금부터 25년 전의 어느 이른 새벽, 갑자기 전신의 뼈마디에 격통이 일어나서 나는 곧 의사에게 달려갔습니다. 의사의 진단은 한마디로 류머티즘, 곧 입원해서 치료를 받게 됐습니다.

그 입원생활은 1년 반이나 되었습니다. 그 동안 당시 유행한 스테로이드제를 다량으로 먹고 폐결핵 같은 증상이 나타나 그것을 치료하는 것만도 또 반년이 필요했습니다. 그리고 폐결핵 증상이 나아도 류머티즘의 통증은 여전히 낫지 않았습니다. 아침에 일어나면 모든 관절이 딱딱하고 손목, 발목, 무릎 등 전신의 관절이 아프기 때문에 혼자서 셔츠의 단추도 끼우지 못하고 세탁도 할 수 없는 상태였습니다. 그때의 나이 30대, 아이들도 어리고 장래를 생각하니 앞날이 캄캄하고 정말 불안했습니다. 어떻게든지 고쳐야겠다는 생각에 수단방법을 가리지 않고 모든 건강법, 치료법, 건강기구 등을 총동원하면서 애썼지만 결국 모든 게 허사였습니다.

나의 류머티즘의 아픈 증상은 격렬했지만 병의 진행속도는 느려서 골격 변형의 진척은 별로 없어 불행 중 다행이었습니다.

1988년 1월, 이웃 사람들과의 대화로 처음 요료법에 대한 얘기를 들었습니다. 그때까지 여러 가지 치료법을 써서 효과를 못 봤기 때문에 일반 의료나 약

144

에 대해서 항상 의심을 가지고 있었습니다.

그렇기 때문에 요료법을 들었을 때는 아무런 저항감이나 위화감도 없이 곧 실행할 마음이 생겼습니다. 당장 그 다음날부터 한 컵의 요를 마시기 시작했습니다. 그러나 1주일, 10일, 그렇게 날이 갈수록 초조해졌지만 이렇다 할 효과는 없어 '이것도 틀렸구나' 하면서도 어쩔 수 없다는 식으로 계속했습니다.

그런데 요료법을 시작한 지 2개월쯤 된 어느 날, 전에는 100m쯤 걸으면 발바닥에 불이 날 정도로 따가운 통증이 오는데 그날은 그것이 거짓말처럼 없어지고 자전거도 탈 수 있게 된 것입니다. 이렇게 내 스스로의 의지로 마음대로 몸을 움직여 본 것은 꼭 20년 만의 일로서 나의 기쁨은 아이들처럼 뛰고 싶은 충동에 사로잡혔습니다. 이것이 최초의 변화며 계속해서 어깨통증, 피로 등이 거의 없어지기 시작했습니다. 알다시피 류머티즘은 체력을 소모하는 병으로 피로감과의 싸움에도 큰 비중을 차지하고 있습니다. 요료법의 덕택으로 그 피로감에서 거의 해방되어 편안해졌습니다. 그리고 전신의 관절의 통증도 완전히 나았다고는 할 수 없지만 확실히 많이 좋아진 것만은 사실입니다. 지금도 일기가 고르지 못할 때는 가끔 관절이 아플 때도 있습니다. 그러나 전에 비하면 문제가 되지 않는 증상에 불과합니다.

여태까지는 권태감이나 통증으로 나들이할 기분조차 내지 못했지만 요료법으로 회복되어 작년 겨울에는 부부동반으로 드라이브도 즐길 수 있었습니다.

요료법을 하고 싶은 사람은 1, 2주일 실행해서 효과가 없더라도 낙담하지 말고 꾸준히 계속해 주십시오. 2개월이 지나 겨우 효과를 본 나 같은 경우도 있으니까요.

특히 류머티즘에 있어서 발병 후 가급적 빨리 요료법을 실행하면 효과가 나는 것도 그만큼 빨라집니다. 요료법을 시작했다고 해도 이전에 여러 가지 약물요법을 했으면 화학약품으로 인해 인체가 오염돼 있기 때문에 요료법의 효과가 나타나기까지 시간이 걸릴 때도 있습니다.

하기야 요료법의 시기가 늦었다손 치더라도 앞의 사람 같이 꾸준히 인내심을 가지고 실행하는 신념은 중요한 것입니다. 아쉬운 일이지만 요료법을 최후의 수단으로 실행하기 때문에 회복이 늦어지는 사람이 많은 것도 사실입니다. 또 요료법에 대해서 아무것도 모르면서 이것저것 말하는 의사도 있습니다. 차라리 "나는 모릅니다"라고 정직하게 말하면 좋을 것을 아는 체 여러 가지를 말하기 때문에 환자들이 현혹당하게 됩니다. 정말 정신을 어지럽게만 만드는 헛수고입니다.

— 나까오 내과의원 원장

속수무책이던 통증이 요료법으로 격감

— 나가노(長野) 현, 주부, 64세, 中山素江

■ 호전반응의 고비만 넘기면 밝고 즐거운 미래가…

나는 지금으로부터 12, 13년 전에 류머티즘에 걸려 그 고통으로 인해 죽지 못해 사는 그런 괴로운 나날을 보낸 일이 있습니다. 처음 손끝에서 생긴 아픔이 손목에서 무릎 그리고 어깨로까지 번지는, 말로 다 표현할 수 없는 그런 아픔이었습니다. 손에서 힘이 쭉 빠지고 누워 있으면 몸이 서늘해져 발 밑에 있는 타월켓(수건으로 만든 발싸개)을 몸에 덮으려 해도 그것을 끄집어 올릴 수조차 없었습니다.

손뿐 아니라 발도 심한 통증으로 길을 걷는다해도 비틀비틀해서 곧 넘어질 것 같은 몸짓이었으며 계단 같은 데는 한발 한발 끌며 겨우 올라갈 수 있는 것이 고작이었습니다.

의사 선생은 "류머티즘에는 특효약이 없습니다. 류머티즘의 진통에 쓰는 부신피질 호르몬을 오랫동안 복용하면 부작용이 오니까 가급적이면 신중히 쓰도록 합시다"라고 말했습니다. 그 말은 바로 속수무책이란 말 같이 들려서 나는 정신원에도 가보고 전기 치료나 마사지 등 여러 가지 치료법을 받았지만 모두가 좋았다 나빠졌다 하는 식으로 되풀이하는 것을 반복하면서 오늘에 이른 것입니다. 그러는 동안 3년 전에는 또 폐종양으로 수술까지 받았습니다. 오른쪽 폐의 일부를 절제했지만 다행히 악성이 아니어서 무사히 퇴원했습니다.

그런데 금년 1월 15일의 일입니다. 오랜만에 만난 친구에게 "류머티즘이 조금도 낫지 않고 통증이 더 심해서 사람이 사는 것이…" 하고 말하니까 그 친구가 대뜸 한다는 말이 "그렇다면 오줌을 먹어 보지 그래" 하면서 요료법을 가르쳐 줬습니다. 처음에는 그 말을 듣고 어이없어서 설마 그런 일도 있을까 했습니다. 하지만 류머티즘에 대해 속수무책인 지금은 그 방법밖에 없는 것이 아닌가 하고 다시 생각해 봤습니다. 이 고통과 비교한다면 요를 마시는 것쯤은 아무것도 아니란 생각이 들어 곧 그 다음 날 아침부터 마시기 시작했습니다.

그랬더니 5일쯤 지나서 오른쪽 손목이 부어오르면서 전보다 더 통증이 심했습니다. 게다가 또 왼쪽 손은 움직일 수도 없게 되었고 폐 수술 자국도 조금씩 아파 오면서 온몸의 이곳저곳이 일시에 이상해졌습니다. 그래서 당장 요료법을 권해 준 그 친구에게 부리나케 전화를 걸어서 병이 오히려 악화돼 견딜 수 없어 중지하겠다고 했더니 "그것이 바로 호전반응이란 것이니 좀 참고 며칠만 더 계속하라" 하고 말했습니다.

그래서 친구를 믿고 통증을 참아가면서 3, 4일 계속했는데 아니나 다를까 점점 통증이 사라지기 시작했습니다. 사실 친구가 말한대로 호전반응의 고비를 넘으니까 그 뒤부터는 딴 세상 같이 밝고 즐거운 하루하루가 됐습니다.

나는 지금 취미생활로 등공예를 즐기고 있습니다. 등나무덩굴을 굽혀서 무엇을 짜려면 손에 힘이 필요한 일이기에 류머티즘이 심할 때는 엄두조차 낼 수 없는 일이었습니다. 길도 거뜬히 걸을 수 있으며 계단도 마음 놓고 오르내릴 수 있습니다.

폐 수술 부위도 지금까지는 손을 대면 차가웠는데 최근에는 따뜻해지는 느낌입니다. 폐 수술 후 1년에 3회씩 X선 검사를 받고 있습니다만 요료법을 시작해서 1개월째 되는 때가 바로 그 검사일이었습니다. 병원에 가니까 의사 선생께서 내 얼굴을 보시더니 "음, 아주 안색이 좋아졌어요. 사진도 이상 없고, 이젠 걱정할 필요가 없습니다"라고 했습니다. 나의 안색이 좋아졌다는 말은 이웃 사람들이나 친지들에게서도 자주 듣습니다.

"류머티즘에 쓰이는 백신은 요중(尿中)에 존재."

요료법에 있어 류머티즘은 뜻밖으로 치료가 용이한 치료 대상이라 할 수 있습니다. 류머티즘 환자의 신선한 요는 혈액 속에서 류머티즘과 싸우면서 만들어진 '자가(自家) 백신'이라 할 수 있는 물질이 풍부하게 포함되어 있다고 생각할 수 있습니다. 때문에 특효약이 없다고 하는 류머티즘이 요료법으로 단기간에 개선되는 것입니다.

안색이 좋아지는 것은 통증의 경감으로 오는 수도 있겠지만 빈혈이 개선되고 혈액 순환이 잘 되기 때문입니다. 그것은 폐 수술 후의 부위가 따뜻해진 것으로도 알 것입니다. 되풀이해서 말하지만 증상이 개선되기 전에 일시적으로 증상이 악화되는 호전반응에 대해서 미리 알고, 이것을 참고 극복하는 것이 중요합니다.

— 나까오 내과의원 원장

2. 혈압이 내려갔다, 심장병이 나았다

[고혈압] 혈압이 내려가 안전하고 아내의 심장발작도 소멸

— 도쿄, 국립음악대학 교수, 54세, 花村光浩

■ 단지 2일간의 요료법으로 변비는 물론 냉증도 개선

금년 3월 2일의 일입니다. 집사람이 갑자기 통증을 호소하기에 집 근처의 정형외과에 데려갔습니다. 병원에서는 류머티즘의 시작이라고 진단하고 습포와 진통에 필요한 것만을 받아 가지고 돌아왔습니다. 치료할 때 의사가 이 통증은 다른 곳에도 나타나기 때문에 주의하라고 해서 그날 밤 고후 시의 사노 외과 의원장의 집에 전화를 걸었습니다.

사실은 그 사노 외과의 원장인 사노 씨와 나와는 초등학교 동급생으로 40여 년 동안이나 교류를 하는 사이입니다. 그 뿐만 아니라 언젠가 집사람이 갱년기 장애에서 오는 심장발작이 왔을 때, 또 내가 24세 때 지주막하출혈(蜘蛛膜下出血: 뇌졸중의 일종, 뇌 표면을 감싼 뇌막 속의 뇌와 밀접한 경막과 그 바깥의 지주막 사이에서 일어나는 출혈), 50세 때에 일어난 협심증(심장을 보(補)하는 영양과 산소를 공급하는 혈

152

액이 흐르는 관상동맥이 막혀서 일어나는 심장병), 그리고 통풍에 걸렸을 때마다 사노 씨와 상의하고 치료를 받아왔습니다.

물론 그때 이미 그는 요료법을 5년째 실천하고 있어서 가끔 우리 부부에게도 권했습니다만, 그 당시는 도저히 그것을 실행할 기분과 용기가 나지 않았습니다. 그날 밤에도 내가 전화로 어떻게 하면 좋을지를 상담하니 예상한 대로 어쨌든 요료법을 하라는 것입니다. 나도 결심을 굳힌 터라 그의 충고대로 하기로 했습니다.

다음날 아침 집사람에게 사노 씨의 말대로 요료법을 시작해 보자고 권했는데 한 마디로 거절당했습니다. 그래서 나도 같이 시작하면 되지 않겠느냐고 하면서 반강제로 요료법을 시작하게 됐습니다.

나에게 요의 효과가 언제부터 나타났는지 잘 기억이 나지 않는데 이것은 그때 집사람의 증상에만 정신을 집중하고 있었기 때문입니다. 금년 3월 7일부터 마시기 시작한 집사람은 5일째 되던 날부터 제법 통증이 낫기 시작했습니다. 그러나 다음 주에 접어들면서 통증이 다시 심하게 재발했기 때문에 사노 씨에게

다시 전화를 했는데 그는 그것은 호전반응이니까 걱정할 필요가 없다고 했습니다. 실제로 집사람은 이틀 동안 끙끙거리더니 8일째부터는 통증이 사라지기 시작해서 오늘까지 전혀 통증이 없습니다. 또 심장발작도 서서히 호전되었습니다만 제일 뚜렷한 것은 냉증과 변비입니다. 집사람은 옛날부터 냉증이 심해서 매년 4월부터 6월까지는 양말 없이는 잠을 못 자며 밤중에도 몇 번씩 화장실 출입을 하느라 잠을 못 잤습니다. 그런데 요를 마시기 시작해서 겨우 2일 만에 변비는 물론 냉증까지도 깨끗하게 사라진 것입니다.

한편 나는 5월의 연휴 때인가 싶습니다. 나는 언제나 혈압과 콜레스테롤 수치가 높아서 집에서 혈압을 재면 예전 같으면 최대가 140㎜, 최소가 100㎜인데 지금은 최대가 130㎜, 최소가 80㎜로 거의 정상 치가 돼 지금은 약을 쓰지 않고도 그 수치를 유지하고 있습니다.

또 창작 때문에 장시간 피아노와 책상 앞에 앉아 있을 때가 많아서 그때마다 나를 괴롭혀 오던 지긋지긋한 편두통과 어깨결림도 어느 사이 없어진 것입니다. 그뿐 아닙니다. 나는 오랫동안 알레르기성 비염으로 콧물이 흘러내려 휴지로서는 도저히 감당할 수 없어서 항상 '손수건으로 코푸는 선생'으로 유명하지만, 지금은 꽃가룻병으로 시달릴 시기인데도 콧물 닦는 손수건을 쓰는 일이 없게 됐습니다. 나는 동료나 후배들에게 기회 있을 때마다 이 요료법의 얘기를 자주 합니다. 그래서 지금 학교 내에도 숨어서 가만히 이 요료법을 실행하는 사람이 몇 사람 있는 것으로 알고 있습니다.

■ 의사의 한마디 · · · · · · · · · · · · · · · ·
"요는 난치병에 놀라운 효과가 있는 숨은 비약."

명문의 음악대학에서 2대째 교수직에 있는 하나무라 부부에게 요료법을 권하기가 좀 망설여졌지만 의사로서 또 친구로서 이 숨은 비약을 권하지 않을 수 없었습니다. 그만큼 요료법은 난치병에 대해서는 이상하리만큼 잘 듣고 효과가 있다는 것을 많은 사람들의 체험이 말해 주고 있습니다.

— 사노 외과의원 원장

[고혈압] 고혈압과 심장병이 좋아지고 귀울음까지 완전 소멸

— 나가사키(長崎) 현, 전 간호사, 68세, 三浦幸子

■ 가슴을 내리누르던 심한 발작이 없어지고 손톱과 입술색이 좋아졌다

나는 어려서부터 혈압이 높아서 38세 때부터 30년 간 강압제(降壓劑 : 혈압강하제)를 먹고 있었습니다. 특히 높을 때는 최대 혈압이 198㎜ 정도 올라갑니다. 그래서 인지 언제나 귀울음이나 머리가 무겁고 두통이나 현기증으로 고생해 왔습니다. 또 심장도 나빠서 협심증, 허혈성 심질환(虛血性心疾患 : 심장근육으로의 혈액 공급이 부족해서 생기는 병), 심비대(心肥大 : 심장이 비대해지는 병) 등등의 병명이 붙어 있었습니다. 조금만 피곤하면 왼쪽 유방 밑이 내리 눌리는 듯한 아픔으로 심할 때는 설하정(舌下錠 : 혀 밑에 무는 약)을 써서 발작을 억제해 왔습니다.

그러던 것이 때때로 입원하고 있는 나의 병실에 한 번은 형제들이 모였는데 그때 큰언니가 가르쳐 준 요료법을 실행해서 몸이 좋아진 것입니다. 다른 형제들은 내가 요를 마신다는 것은 극히 어려울 것이라고 단정했었지만 나는 집에 돌아오자마자 약은 일체 먹지 않고 곧 요료법을 실행했습니다. 요를 마시고 처음 나타난 효과는 심장 계통이라 생각합니다. 가슴을 내리누르던 그 발작 증상이 없어지고 손톱과 입술색이 좋아진 것입니다. 먼저 손톱이 핑크색으로 됐으며 노화의 증상이었던 손톱의 세로주름이 없어지고 매끈해졌습니다.

또 심장이 나쁜 탓으로 입술에 자색의 반점이 있었는데 그것이 없어지고 혈색이 대단히 좋아졌습니다.

■ 피부가 깨끗해지고 모발이 검게 되다

혈압은 요료법을 시작해서 3개월 동안 별로 내려가지 않았지만 그 뒤부터 서서히 내려갔습니다. 병원에서는 좀더 두고 보자고 하면서(사실 약은 먹지 않았음) 이렇게 좋아지면 약을 먹지 않아도 된다고 했습니다. 점차로 무겁던 머리나 두통, 현기증 등이 없어졌습니다. 뭐니뭐니해도 놀란 것은 지금까지 귀울음이 생겨서 통 듣지 못하던 그 귀가 요료법을 시작한 지 꼭 3개월 된 어느 날 갑자기 초침 소리를 들은 것입니다.

그러나 그것도 잠시, 또 들리지 않다가 6개월 뒤부

터 다시 들리기 시작했습니다. 이때부터 혈압은 안정되었고 귀울음도 싹 없어진 것이라 생각합니다. 나는 아침 요를 매일 200㎖ 마시고 있습니다. 처음 3일간은 저항이 있어 한 잔 마시는 데도 힘이 들었지만 남들이 마시고 병을 고치는데 난들 못할 리 없다싶어 용기를 가지고 4일째는 한 컵 가득 마셨습니다. 내가 간호사였을 때 요에는 잡균이 많다고 들어서 그것도 저항감을 주는 원인이었겠지만 지금은 순수한 약으로 생각하며 먹고 있습니다. 덕분에 여러 가지 증상이 개선됐을 뿐 아니라 피부도 희어지고 손등의 노인성 주름도 없어져서 대단히 기쁩니다. 또 마시기 시작한 지 6개월쯤 되니 백발이던 머리카락이 검게 됐습니다. 오랜만에 만난 친지들이 "머리가 검네요" 하고 말할 때는 정말 기쁩니다.

■ **의사의 한마디** · · · · · · · · · · · · · · · · ·
"인체의 구석구석에 혈류가 잘 되어 혈압을 조절."

요료법을 하면 무엇보다 몸의 구석구석에 혈류를 좋게 해서 서서히 혈압을 정상으로 돌아오게 합니다. 그리고 혈액에 의해 공급되는 영양분이 골고루 전달돼 쇠약해졌던 몸 속 조직들의 작용이 재생되는 것입니다. 즉 동맥 경화로 인해 고혈압이 되고 미세한 동맥 안을 흐르는 혈액량이 적어지기 때문에 입술이 파랗게 되고 주름이 생기고 모발이 희게 됩니다. 미우라 씨의 심장발작이 멈추고 손톱과 입술색이 좋아지며 혈압이 내려간 것은 요료법으로 혈액의 흐름이 좋아진 결과입니다. 주름이 없어지고 머리카락이 검게 되는 것도 마찬가지입니다. 요는 체내의 혈액이 신장에서 여과돼 그것이 방광에 모였다가 나오는 것입니다.

때문에 깨끗한 혈액의 일부라고 말할 수 있으며 보통 방광내의 요에는 잡균이 없습니다. 요는 혈액보다 더 깨끗하다고 주장한 논문을 쓴 의과대학 교수도 있습니다.

— 사노 외과의원 원장

[심장병] 15년간 고생한 심장발작이 요료법으로 멈추고

— 에히메(愛媛) 현, 주부, 67세, 小椋 妙子

■ 요를 마신 그날 밤부터 코고는 소리가 없어지다

나는 15년간 동맥 경화로 인해 심장혈관이 좁아져 관부전이란 상태로 심장병의 발작으로 고생하며 많은 약을 계속해서 먹고 있었습니다. 지난해 11월은 특히 증상이 악화돼 가슴을 내리누르는 통증발작이 매일 일어났습니다. 그래서 마침 오사카에 살고 있는 친구가 보내 준 나까오 선생의 요료법 책 '기적을 일으키는 요료법'이 왔기에 곧 요를 마시기 시작했습니다.

아침 요가 좋다고 해서 새벽 첫 요 200㎖를 마셨습니다. 그러나 병을 빨리 치료할 욕심으로 낮에도 배가 고프면 100㎖를 2회씩 더 마셔서 1일 합계 400㎖를 마셨습니다. 물에 빠진 사람이 지푸라기라도 붙잡는다고, 사실 병을 고치는 길은 이것밖에 없다는 생각으로 필사적이었습니다.

나는 요를 마시기 전에는 늘 코를 골고 있었습니다. 그런데 요를 마신 그날 밤부터 웬일인지 코고는 것이 없어진 것입니다. 그것을 보고 남편이 놀랐지만 다음 날부터는 남편도 별로 나쁜 데가 없는데도 같이 요를 마시기 시작했습니다. 그렇게 심했던 심장발작이 요를 마시기 시작한지 얼마 안 돼 없어진 것입니다. 8개월 된 현재까지 발작은 한 번도 일어나지 않았습니다. 또 나는 젊은 시절에 심한 변비로 고생했습니다. 처음 요를 마시고부터는 참말로 쇠똥같이 무서운 양의 변을 매일 보고 놀랐었는데 점차 보통 변으로 변했습니다. 20세 때부터 계속해서 고생한 나로서는 매일 변이 나오는 것조차 꿈같이 신기한 일이 아닐 수 없습니다.

■ 체중 4kg 줄고 배도 들어가 정상 회복

내 배는 언제나 5, 6개월 된 임산부의 모습처럼 나왔습니다만, 요료법을 시작하고 5개월쯤 때부터는 체중이 4kg이나 줄고 배도 쑥 들어가 정상으로 되었습니다. 그 후부터는 편식도 안하고 무엇이든지 맛있게 먹게 됐습니다. 옛날에는 1개월에 2회는 마사지를 했습니다만 지금은 어깨결림도 느끼지 않습니다. 감기도 잘 걸리지 않습니다. 그밖에 전에는 이발하면 머리숱이 별로 없었는데 지금은 모근이 두터워진듯 검은 머리칼이 무성하게 나 있습니다. 얼굴에 윤기가 돌며 50대로 보일 정도입니다. 이렇게 되기까지는 호전 반응이라 할까요 몸에 여러 가지 반응이 나타났습니다.

첫째 요를 마신 직후부터 두통이 1개월쯤 계속됐습니다. 다음은 어려서부터 위가 나쁜 탓에 위에 반응이 와서 약 2개월 정도 위통이 있었습니다. 또 백내장이 있는 눈입니다. 눈이 흐리고 나른해서 억지로 눈을 뜨고 있으려면 가슴이 울렁울렁했습니다. 이것도 10일 정도에서 나았습니다.

어쨌든 이전에는 한방약을 포함해서 1년에 약값만 해도 40만 엔(약 200여 만 원)의 약을 먹었습니다만 그 약도 이제는 안녕할 수가 있어서 정말 기쁩니다. 현재는 약에 쓰던 그 돈을 취미생활에 쓰며 편물교실에 다니고 있습니다. 두뇌회전이 잘 되는 것에 놀라고 있습니다. 요즘은 친구들에게도 "나를 보면 믿을 수 있잖아" 하면서 요료법을 권하고 있습니다.

■ **의사의 한마디** · · · · · · · · · · · · · · · · · ·
"비만인 사람은 날씬해지고, 마른 사람은 살이 붙고."

요에는 혈전(혈액덩어리)을 용해하는 물질이 있고 그것

을 우로키나제(Urokinase)라고 말하며 좋은 약으로 쓰고 있습니다.

고무쿠 씨의 심장발작이 멈추고 변비가 없어졌다든 지 검은 머리카락이 나온다든지 얼굴에 윤기가 도는 것은 모두 요에 포함된 혈액의 흐름을 좋게 하는 물질(Renin: 신장 호르몬의 일종) 때문이라 생각합니다. 혈액 순환이 잘 되면 육체기능은 모두 좋은 방향으로 돌아가며 건강하게 되는 것입니다. 고무쿠 씨는 여윈 모양인데 내가 환자에게 실시한 설문조사에서는 요료법을 시작하니까 비만은 날씬해지고 마른 사람은 살이 붙는다고 했습니다.

— 사노 외과의원 원장

[심장병] 협심증의 흉통발작이 요료법으로 치유

— 지바(千葉) 현, 무직, 76세, 及川和芳

■ 치경(치근(齒根)을 둘러싸고 있는 살)이
  튼튼해진 것을 직감
처음으로 요료법을 안 것은 '소가이' 1988년 4월호였다고 생각합니다. 그때 그 기사를 읽고 내가 요료법을 실행하리라고는 상상조차 못했습니다만, 지금은 이것이 현대의학의 맹점을 찌른 우수한 요법이라고 생각했습니다. 또 그때 나까오 선생의 기사에서는 '요료법은 헤르페스(Herpes)에도 극히 효과적…' 이라고 하는 점도 기억에 남습니다. 그 기사를 읽고 얼마 안 되어 마침 내 스스로가 그 헤르페스에 걸려 버렸습니다. 오른쪽 다리의 대퇴부에서 종아리로 내려오면서 발뒤축 가까이까지 수포가 생기고 그것이 굉장한 아픔을 주었습니다. 곧 의사에게 진찰받고 약을 먹었습니다만 거의 효과가 없었습니다.

그때의 아픔이란 말로는 표현할 수 없을 정도로 통증이 심했습니다. 탕 속에 들어가 있으면 통증이 조금은 풀리기에 매일 4, 5회씩 탕속에서 살다시피 했습니다. 그때 바로 '소가이' 지에서 나까오 선생이 말씀하신 '헤르페스에 요가 효과' 란 것을 생각해내고 요를 마실 결심을 한 것입니다. 그러나 모든 식구들이 잠드는 것을 기다렸다가 그 날의 마지막 탕에 들어갔을 때 결국 요를 마셨습니다. 그리고 연일 계속했습니다. 몸의 변화를 느낀 것은 2일째입니다. 그때까지 이가 흔들렸는데 치근이 단단해지면서 이가 흔들리지 않게 된 것입니다.

이것은 요의 효과라고 짐작했습니다. 처음은 익숙지 못해 요를 마시는 것이 어려웠지만 용기를 내서 매일 밤 열심히 마시고는 요가 몸에 어떤 효과를 나타낼 것인가를 기대하게 됐습니다.

헤르페스의 통증이 곧 나은 것은 아니지만 서서히 아픔이 가라앉으면서 몸 상태도 조금씩 좋아지기 시작했습니다. 요료법을 시작해서 1개월 후에도 수포 자국은 남아 있었지만 통증은 거의 사라졌습니다. 동시에 자유롭게 걸을 수 있게 되었고 자전거도 탈 수 있게 됐습니다(지난날 통증이 심했을 때는 엄두도 못 내던 일).

그러는 사이 통증과 수포도 모두 없어졌습니다. 헤르페스 외에 협심증(심장을 둘러싼 동맥이 막혀 일어나는 심장병)까지 좋아졌습니다. 나는 협심증 때문에 매일 아침 4시경이면 틀림없이 3~5분 정도 흉부 압박을 받았습니다. 병원에서 지어온 약을 매일같이 먹고 있었지만 낫지 않았습니다. 하지만 요료법을 시작하자 언제부터인지 모르게 그 증상이 없어진 것을 알게 됐습니다. 그래서 협심증약을 끊었습니다만 그 뒤에도 아무런 탈이 없었습니다. 지금도 요료법을 계속하고 있습니다만 몸은 좋아졌고 기운이 나니 이렇게 기쁜 일이 또 어디 있겠습니까? 친지들에게는 나의 경험을 말하고 요료법을 적극 권해서 그중에는 신경통이나 무릎병이 나았다는 사람도 많고 모두 고마워하고 있습니다.

■ 의사의 한마디 · · · · · · · · · · · · · · · ·
"요의 성분이 혈액의 응고를 방지하고 심장병을 개선한다."

헤르페스는 신경이 매우 아픈 병입니다. 이 병에 걸리면 요료법을 실행하는 것이 빠르면 빠를수록 치료 효과가 더 좋습니다. 늦으면 그만큼 늦어진다고 해도 과언이 아닙니다. 일반적으로 발병해서 6개월 정도가 경과했을 때는 치료가 어렵습니다. 그 시기를 놓치면 만성화되어 신경내에서 바이러스의 증식이 진행되기 때문입니다.

특히 여성의 성기 헤르페스에서는 환부가 그곳이기 때문에 방치해 두면 현대의학의 치료조차 받을 시기를 놓치기 쉽습니다. 그럴 때도 요만은 마실 것을 권합니다. 또 요에는 혈액 응고를 방지하는 역할도 있습니다. 협심증은 혈액이 굳어져서 된 혈전 때문에 심장의 혈관이 막혀 흉통을 일으키는 증상입니다. 요가 이 혈액의 응고를 예방하고 개선하기 때문에 협심증이 치유되거나 경쾌해지는 것입니다. 그밖에 전신의 혈행을 좋게 하고 동맥 경화를 예방하며 자율신경 (의지와는 무관하게 혈관의 활동을 조정하는 신경)을 조절해서 혈압을 내리게 하는 등 요의 역할도 협심증의 개선에 많은 도움이 될 것입니다.

— 나까오 내과의원 원장

[심장병] 병원에서 진단된 심부전, 부정맥이 요료법으로 치료

— 사이다마(埼玉) 현, 주부, 56세, 長崎佐枝

■ 요료법을 실행한 지 14일째 얼굴의 기미가 사라지다

5년 전 나는 가까운 거리를 걷는 것조차 숨이 차서 고통을 받았습니다. 허리를 조금 구부리고 뒷짐을 하지 않으면 가슴이 고통스러워서 좀처럼 걸을 수 없었고 게다가 등은 굳어졌습니다. 나는 아연했습니다. 걷지 못한다는 것은 행동의 자유가 없다는 것이기 때문입니다. 급히 근처의 병원에서 진찰을 받아 보았습니다. 심전도를 비롯해서 각종 심장기능을 조사하는 검사를 받은 결과 모두가 한결같이 관상동맥 경화(冠狀動脈硬化: 심장근육에 영향을 보내는 관상동맥이 동맥 경화를 일으키는 상태), 심장의 확장, 심부전(심장기능이 현저하게 저하된 상태)이라고 진단됐습니다. 맥박이 일정하지 않는 부정맥도 있고 혈압은 최대 150㎜, 최소 90㎜로 높았습니다. 그 밖에 좋지 않은 여러 증상을 말했더니 "고령자니까요!"라고 담담하게 말했습니다. 이렇게 되면 자기의 몸은 환자 스스로가 관리하는 방법밖에 없는 것입니다. 나는 책이나 잡지에서 민간요법이나 건강체조를 배워서 혼자 실행했습니다. 내가 민간요법 중에서도 요료법을 실행하려고 마음먹은 것엔 두 가지 이유가 있습니다. 나의 병은 난치병에 속한다는 것과 의료비가 많이 든다는 것입니다.

시청에서 보내온 의료통지 등 지금껏 별로 신경도 쓰지 않던 것이지만, 펴 보니 통원 1개월 1회 7,200

엔, 3회면 2만 640엔이라 기재돼 있었습니다. 의료비 같은 것은 전혀 신경쓰지 않았지만 그 금액이 큰 데는 정말 놀라지 않을 수 없었습니다. 전국 의료비를 추산해 보면 눈이 나올 지경입니다.

이런 생각을 하고 있을 때 요료법를 시작하려고 마음먹은 것은 갓 나온 '소가이' 9월호를 읽고 요료법이 여러 가지 병에 좋은 효과가 있다는 것을 알았기 때문입니다.

나까오 선생의 말씀을 믿었습니다. 요의 효과는 내가 직접 실증할 수 있으면 모든 것이 해결된다는 등 지금 생각하면 좀 부끄러운 생각으로 실행하게 된 것입니다. 이하는 요료법의 경과에 대해서 구체적으로 소개할까 합니다.

1일째 (1988. 8. 14. 컵 한 개 준비), 낮 요 50㎖, 기분 좋게 마셨음. 요는 쓰고 짜다, 곧 양치질하다.

2일째 낮 요 200㎖를 3회에 나눠 마심. 대소변이 잘 됨.

3일째 새벽 요 200㎖, 하반신 따뜻해짐. 그날밤에는 숙면, 밤 화장실 출입 없음(전에는 밤마다 1~2회 일어났음). 입욕중 복부가 부드러운 느낌(지금까지는 딱딱했음).

4일째　200㎖(이후부터 매일 정량을 200㎖로 함).

7일째　대변 양이 반감.

14일째　얼굴의 기미가 없어짐.

16일째　정기건강진단, 혈압 최대 111㎜, 최소 70㎜로
　　　　내려감(젊은이의 혈압이라 함).

17일째　먼 곳이 잘 보임. 달려도 숨이 가쁘지 않음.

20일째　무좀이 없어짐.

24일째　등골이 아프지 않음.

39일째　역 계단(40개)을 올라가도 호흡이 흩어지지 않음.

67일째　정기건강진단(혈압 최대 140㎜, 최소 84㎜).

82일째　병원 약을 끊음.

92일째　몸 상태가 대단히 좋음. 손톱·발톱색이 핑크색으
　　　　로 됨, 돋보기, 안경 없이도 책이나 신문을 읽음.

150일째　정기건강진단, 주치의로부터 이제는 통원하지
　　　　않아도 좋다는 통고를 받음, 요를 마시기 시작
　　　　한지 5개월째 병원과 인연을 끊음. (이상)

　초등학교에 다니는 손자의 학교가 감기로 휴교했는
데도 나는 감기 한 번 걸리지 않고 난방기구도 사용

하지 않았습니다. 요료법을 시작하고는 피곤도 모르며 특히 TV를 오래 봐도 눈의 피로가 없습니다. 내가 짧은 시일 내에 건강을 회복한 것은 요료법 외에 속보나 건강체조 등을 실행하는 등 남다른 노력도 함께 했기 때문이라 생각합니다.

■ 의사의 한마디 · · · · · · · · · · · · · · · · · ·
"요는 혈류를 좋게 하고 혈액의 오염을 없애는 성분을 함유하고 있음."

나가사키 씨의 병은 나이를 먹으면 생기는 성인병의 초기 증상이라 생각합니다. 요에는 혈류를 좋게 하고 혈액의 오염을 없애는 성분이 함유돼 있습니다. 요료법을 하면 몸의 구석구석에 혈액이 흐르게 되면서 성인병의 원인인 동맥 경화를 치료하는 데 도움이 됩니다. 그 결과 나가사키 씨가 말하는 것처럼 좋은 결과를 나타낸 것이라 하겠습니다. 서양의학을 전공한 의사로서 요료법의 효과를 이해하고 있는 사람은 소수에 불과합니다. 환자가 건강을 회복하는 것을 원하지 않는 의사는 없습니다. 의사의 인술이란 환자의

병을 고치는 데 필요한 어떠한 기술과 힘을 개발하는
데 있습니다.

요료법은 동양의학적인 요법이지만 당신이 말하는
것같이 자신 스스로의 노력과 서양의학의 장점을 병
용하는 것이 좋다고 생각합니다.

— 사노 외과의원 원장

3. 당뇨병, 간장병, 담석, 폐결핵이 호전

[당뇨병] 300mg의 혈당치가 요료법으로 172mg이나
내려가 의사도 놀라고

— 야마나시(山梨) 현, 공무원, 55세, 小澤和子

■ 엄청난 효과에 의사도 놀라고

지금으로부터 10년 전, 직장의 정기 진단에서 당뇨
병이라는 판명을 받았습니다. 그로부터 10년간 별로
자각 증상이 없었기 때문에 불편했거나 어떠한 증상
으로 고생한 일은 전혀 없었습니다. 그런데 최근에
와서는 좀 달라졌습니다. 저녁때만 되면 권태감이 온

몸을 뒤덮어 그저 눕지 않고는 견디지 못하게 피곤해 집니다. 매월 1~2회 병원 검사를 받고 약을 받으러 통원하고 있습니다만, 작년 어느 때의 검사에서는 혈당치가 400㎎ 이상이나 되며 요의 당이 플러스 3까지 나와 입원을 권유받았습니다.

1개월간 입원하여 혈당치가 200㎎ 밑으로 떨어진 뒤 퇴원했습니다. 그 후 경과는 퍽 좋은 편이라 생각했었는데 금년 3월에는 또 300㎎ 이상 올라가서 재차 입원하지 않으면 안 되는가 하는 생각에 걱정이 되었습니다.

그런데 나의 근무처에 출입하는 사람도 역시 당뇨병을 앓고 있었습니다. 그 사람은 이것저것 해보다가 결국 요료법을 하게 되어 지금은 병을 잘 조절하고 있다고 체험담을 얘기해 주었습니다. 그 사람은 나에게 몇 번이나 "당뇨병에는 요를 마시는 것이 최고예요" 하며 권했지만 아무리 그렇다고 그런 더러운 짓을 어떻게 하겠느냐고 망설였습니다.

금년 3월 건강 강연회에 갔더니 입구에 '소가이' 잡지가 놓여 있었습니다. 그것을 읽어보니까 요료법의 여러 가지 체험담이 실려 있었습니다. 그것을 읽고 나도 요료법을 해 보고 싶은 마음이 생겼습니다. 하지만 처음 마실 때는 그 냄새와 맛으로 토하고 싶은 역겨움이 컸습니다. 그러나 눈 딱 감고 한 컵을 단번에 마셔버렸습니다. 그 후에는 차츰 익숙해져 지금은 별로 싫은 정도는 아닙니다. 요료법을 시작해서 20일쯤 되니까 피로감이나 권태감을 느끼지 않게 됐습니다. 저녁때만 되면 누워서 쉬어야 했는데 그럴 필요가 없게 됐습니다. 지금은 건강합니다.

시어머니가 입원중인데 나는 저녁 5시면 퇴근해 곧 병원에 가서 식사를 해드리고 7시경에 집에 와서 밥을 해먹고 또 8시 반경 식후의 운동(워킹)을 1시간 정도 합니다. 요료법을 하기 전의 몸이라면 이런 일들은 생각조차 할 수 없었을 것입니다. 거기다 운동도 효과가 있었는지 체중도 줄어서 옛날에는 68kg이던 체중이 지금은 55kg입니다. 요료법을 해서 혈당치가 줄어서 의사선생도 흐뭇해하고 있습니다.

3월부터 요료법을 시작해서 4월의 검사에서는 혈당치가 190mg이었습니다. 선생은 놀라면서 "혹시 여기서 주는 약 외에 또 다른 것을 먹는 게 있으세요?" 하면서 의심스런 눈으로 묻기도 했습니다.

그 다음 달에는 또 내려가서 172㎎, 정상치보다 조금 높을 뿐이고 요에서 당도 나오지 않았습니다. 게다가 자각 증상에 대해서 별로 신경을 쓰지 않았는데 가만히 생각해 보니까 요즘은 갈증이 통없는 것을 알았습니다. 전에는 심한 갈증으로 인해 남들의 2배 이상 물이나 차를 마셨습니다. 그러고는 화장실 출입 횟수도 많아 번거로웠는데 지금은 갈증도 없고 물도 그렇게 마시지 않으며 화장실 출입 횟수도 줄었습니다. 정말 요료법에 감사하고 있습니다.

■ 의사의 한마디 · · · · · · · · · · · · · · · · · ·

"요는 췌장기능을 활성화시켜 혈당치를 정상으로 돌린다."

당뇨병은 주로 췌장기능의 저하로 인슐린(Insulin)이란 호르몬 분비작용이 제대로 안 되어서 일어나는 병입니다. 요료법을 하면 췌장(뿐만 아니라 전신)조직이 활성화되고 기능이 회복되기 때문에 인슐린 분비도 정상화되어서 혈당치가 조절될 뿐 아니라 자각 증상도 좋아집니다.

다시 말하면 요료법은 근본적인 치료법이라 말할 수 있습니다. 당뇨병에서는 당분 섭취가 문제되기 때문에 요에 포함돼 있는 당도 해롭지 않을까 걱정하는 사람도 있는 모양입니다만 걱정할 필요가 전혀 없습니다. 함유된 당의 해보다도 조직을 개선해 주는 작용의 힘이 더 큽니다. 요에 포함된 정도의 당은 아무런 문제가 되지 않습니다.

— 나까오 내과의원 원장

[만성 간염] 요료법으로 GOT, GPT의 검사치가 내려가 의사도 놀라고

— 시즈오카(靜岡) 현, 농업, 64세, 原田從道

■ 요료법으로 몸이 좋아져 역(驛) 계단도 뛰어오르다

나는 30년 전 결핵 수술을 받고 그 때의 수혈이 원인이 돼 혈청간염(수혈이나 주삿바늘에 의해 감염되는 바이러스성 감염)에 걸렸습니다. 그 때의 간염이 완치가 안 돼 그것이 결국은 만성 간염으로 변해 현재에 이르고 있습니다. 그동안 한두 번 입원했습니다만 통원하면서 그런

대로 지내고 있습니다.

올해 들어 요료법 얘기를 듣고 처음에는 의심스러워서 무시해 버렸습니다만, 남들이 귀찮게 권유하고 실증도 있다고 하기에 나도 시험 삼아 3월 4일부터 시작했습니다. 그리고 3월 15일에 정기 검사를 받은 결과 간장병의 검사치인 GOT, GPT의 수치가 전에는 200, 300이던 것이 각각 95, 75로 크게 내려간 사실을 알았습니다. 주치의는 놀라면서 "술을 끊었어요?" 하고 묻기에 그냥 웃어넘기고 요료법 얘기는 입 밖에 내지도 않았습니다. 검사 수치뿐만 아니라 요를 마시기 시작하고 어쨌든 몸이 좋아졌습니다. 옛날에는 숨이 차서 역 계단을 오르면 도중에서 좀 쉬곤 했는데 지금은 쉬지 않고 뛰어오르고 있습니다.

■ 세면기에 요를 받아 발을 담그니까 무좀의 가려움이 나았다

또 작년 5월, 허리를 다쳐 수술을 하지 않으면 고칠 수 없다고 한 요통을 그 동안 주사로 적당히 진통해 왔습니다. 그런데 생각해 보니까 요통이 없어진 것을 뒤늦게 알게 됐습니다. 이것으로 나는 요료법의 효과에 대해 완전히 자신을 갖게 됐습니다. 그래서 지금까지 가려워서 견디기 어렵던 무좀의 치료에 요를 써 볼 것을 생각했습니다. 아침에 일어나서 세면기에 오줌을 받아서 거기에 발을 담그고 오줌을 발라 봤습니다. 요의 양이 적으니까 가려움이 제일 심한 왼쪽 발의 중앙부터 했습니다. 잠시 담그고 있으니까 왼쪽 발의 가려움이 단 1회로 멈춘 것입니다. 그래서 다음은 목욕탕을 청소할 때 신는 플라스틱제 장화에다 오줌을 넣어 그것을 신고 15분쯤 그 주변을 걸었습니다. 그 장화면 요가 적더라도 발을 실컷 적실 수 있었습니다. 그렇게 해서 오른쪽 발의 가려움도 없애고 벗겨진 피부도 깨끗해졌습니다.

나는 요를 새벽 4시경 일어나 한 컵(약 200㎖)을 마십니다. 요맛은 몸의 상태나 그 전날의 음식과 밀접한 관계가 있으며 쓰고 짜고 그냥 물 같은 때도 있습니다. 요맛이 달라지는 것으로 봐서 이것이 인체의 작용이라고 마음 깊이 생각합니다. 요는 모든 병에 효과가 있다고 합니다만 소아마비나 뇌졸중 같은 난치병에도 효과가 탁월하다면 불쌍한 많은 사람들을 구할 수 있을 것이라고 생각합니다.

"간염을 개선하는 효과가 있다는 많은 보고가 답지."

요료법에 간염을 치료하는 효과가 있다는 것을 나에게 보고해 온 많은 사례를 봐서라도 의심할 여지가 없다고 생각합니다. 요는 무좀 치료에도 유효합니다. 바르는 약처럼 솜에다 묻혀서 환부에 바르면 좋습니다. 한 번 발라서 마르면 또 한 번 바릅니다. 이것을 일주일만 계속하면 아무리 심한 무좀도 완전히 낫습니다.

— 나까오 내과의원 원장

[담석] 옆구리의 격통이 3일간의 요료법으로 소멸, 약도 중지

— 기후(岐阜) 현, 무직, 62세, 水野昭八

내가 요료법을 시작한 것은 1988년경입니다. 여러 가지 병에 효과가 있다고 친구가 가르쳐줘서 처음 시작했습니다. 그때 나는 변비가 심해서 토끼똥 같은 굳은 변을 누면서 고생했습니다. 처음에는 1일 한 컵(약 200㎖)의 양을 마시기 시작했는데 10일까지는 설사, 가려움, 습진 등이 생겼습니다만 그 뒤에는 정상으로 돌아가서 습진도 없어졌습니다. 지금도 계속하고 있습니다만 변비는 완전히 나았습니다. 그런데 지난해 10월경에 갑자기 오른쪽 옆구리가 아프면서 식욕도 없고 해서 병원에 가서 진찰을 받았습니다.

초음파 등 여러 가지 검사 결과, 담석이 있고 췌장도 나쁘기 때문에 통원하면서 약을 먹으라고 했습니다. 그리고 다음날부터 1주일간 매일같이 배뇨량을 기록하고 아침 저녁 식후의 요 일부를 채뇨관에 넣어서 제출하도록 지시를 받았습니다. 병원에서 커다란 채뇨관 7개를 받았습니다. 나의 하루 배뇨량은 1000~1600㎖ 정도가 되는데 병원에서 주는 채뇨관에 넣고 남는 요 전부를 1주일간 계속해서 마셨습니다. 3일째부터는 지독했던 오른쪽 옆구리의 통증이 없어지면서 기분도 좋아졌습니다. 8일째 되는 날에 병원에서 검사를 받으니까 요에는 이상이 없고 담석은 좀더 약을 복용하면서 두고 보자고 하기에 통증도 없고 아무런 자각 증상도 없으므로 이후에는 병원에도 가

지 않았습니다. 배도 아프지 않고 몸 상태도 좋아져
서 역시 요료법이 좋구나 하고 확신했습니다. 지금도
1일 2~3회씩 매일 요를 마시고 있습니다. 요료법이
갖는 기적 같은 신기한 힘을 믿으며 요의 고마움을
새삼 인식했기 때문에 떳떳이 친구에게도 권하고 있
습니다.

■ 의사의 한마디 ·
"적은 양으로 효과를 보는 사람이 있고 다량으로 효
과를 보는 사람이 있다."

　담석이나 신장 결석 등이 있는 사람이 요를 마시면
결석을 형성하고 있는 성분에 의하겠지만, 결석이 파
괴되어 배출되는 경우와 용해돼서 없어지는 경우가
있습니다. 요료법에서는 요를 어느 정도 마셔야 하는
가 하는 일정한 기준량은 정해져 있지 않습니다. 소
량으로 듣는 사람도 있고 다량으로 듣는 사람도 있습
니다. 마셔서 기분이 나쁘지 않으면 그것이 바로 그
사람의 적당량이라 생각하면 되겠습니다.

— 나까오 내과의원 원장

[폐결핵] 잘라낸 폐가 2년간의 요료법으로 다시 생기다

— 73세, 高田勝一郎

■ 폐의 재생

다까다 씨는 한쪽 폐의 절제 수술을 받은 사람으로, 간장도 나쁘다고 해서 나는 그의 부인에게 요료법을 시켜 드리라고 권했습니다. 오랫동안 통원해도 낫기는커녕 더욱 악화만 되니 남편도 이해하고 요료법을 시작했답니다. 약 3개월쯤 지났을 때의 일입니다. 밤중에 갑자기 전화가 와서 잠을 깼습니다. 남편이 많은 객혈을 하는데 어떻게 하면 좋으냐고 물었습니다. 부인은 전에 조산원을 했으므로 응급처치를 하면서 전화를 한 것입니다. 세면기에 두 잔 정도 토했다고 해서 그 색이 붉으냐 검으냐고 물었더니 그 색이 검으면서 묵과 비슷하다고 했습니다.

그런데 이상하게도 피를 토한 당사자는 기분이 별로 나쁘지 않고 오히려 편하다고 해서 그러면 토할 수 있을 만큼 토해 버리라고 했습니다. 그 후 간장 쪽이 불안해서 입원해 보니 담당 의사는 간경변이라 하면서 일주일의 수명이라 귀띔해 주더랍니다. 그래도

182

부인은 독한 마음으로 입원 중에도 요료법을 계속하면서 양과 그 횟수를 증가시키고 진찰을 받으면서도 병원약은 먹이지 않고 그냥 입원시켰다는 것입니다. 지성이면 감천이라고 점차로 회복해서 퇴원했습니다. 2년간 요료법을 계속하다 어느 날 보건소에서 실시한 건강진단의 X선에 한 쪽만 있어야 할 폐가 양쪽에 있는 것을 발견했습니다. 잘라버린 그 자리에 조그마한 폐가 뚜렷이 생긴 것을 본인도 확인했습니다.

이 사실을 부인에게서 듣고 이것은 자연요법의 기적이라 생각했습니다. 폐는 잘라도 그 뿌리가 있기 때문에 새로운 세포가 하나씩 살아나는 현대의학에서도 믿을 수 없는 일이 생깁니다. 요컨대 자연치유력이 강하게 되면 재현되는 수도 있음을 알고 더욱 요료법의 효과에 놀랄 뿐입니다. 이것도 본인이 굳게 믿고 계속해서 마심으로 일어나는 기적이며 스스로 건강에 대한 자신을 갖게 되는 것입니다.

— 일편(一遍)요법 보급가 森田富也

4. 통풍, 무릎통, 요통까지 진정

[통풍] 관절통이 3개월의 요료법으로 소멸

— 군마(群馬) 현, 보육원 원장, 73세, 西岡正元

■ 활력이 솟아 20년은 젊어진 기분

10여 년 전부터 나는 통풍을 앓고 있습니다. 그것 때문에 약을 먹고 발작이 일어나지 않도록 온 신경을 쓰고 있습니다. 또 2년 전부터는 오른쪽 무릎이 아파서 견딜 수가 없습니다. 계단을 오르내리기가 어렵고 고통이 대단합니다. 의사에게 진찰을 받아 보지는 않았지만 아마 나이가 들어 생기는 뼈의 변형에서 오는 증상이 아닌가 하고 생각합니다.

최근에 '소가이' 지를 통해 요료법을 알았습니다. 이 방법으로 통풍이나 무릎병이 나을 수 있다면 하는 기대 속에 작년 7월부터 요료법을 시작했습니다. 당연한 일이겠지만 처음엔 요를 마시는 데 큰 저항이 있었습니다. 또 냄새도 역겨웠습니다. 그러나 그것도 2, 3일뿐 그 뒤에는 담담하게 마실 수 있었습니다. 익숙해지니까 요의 맛이 매일같이 다르다는 것을 알게 됐습니다. 짠것을 많이 먹으면 요맛이 짜고 몸이 피로하면 요맛이 씁니다. 이것으로 나의 컨디션을 조절할 수 있었습니다. 그런데 요료법의 효과는 대단한 것이었습니다. 요를 마시기 시작한 지 3개월쯤 되니 무릎통이 사라졌습니다. 또 만나는 사람마다 안색도 좋고 퍽 젊어졌다고 인사합니다. 변한 것은 그것뿐이 아닙니다. 나의 마음속에서도 활력이 솟는 것같이 느껴지며 20년은 젊어진 것 같은 기분입니다.

강력한 강정제나 강장제와 같은 효과가 있는 것일까요? 요료법을 시작한 후 피로를 느낄 수 없게 됐습니다. 새벽에 5〜6㎞를 산보합니다. 직장에는 남보다 일찍 출근해서 매일 정력적으로 일하고 저녁에는 일찍 잡니다. 이런 생활을 계속해도 조금도 피곤하지 않고 기운이 차 있습니다. 어쨌든 기운이 샘 솟듯 해서 갑자기 뛰고 싶은 충동도 가끔 생길 때가 있습니다. 아무튼 활력이 넘칩니다.

통풍약은 지금도 먹고 있습니다만 그것은 요산치(통풍의 정도를 보는 검사치)가 올라갔다 내려갔다 하기 때문입니다. 최근에는 대단히 안정되어 있다고 합니다. 좀 있으면 그 약도 줄여 볼까 합니다. 또 전에는 80㎏이던 체중이 지금은 65kg까지 줄었습니다. 몸매가 단정해지고 가벼워졌습니다. 그리고 전에는 관장제를 쓸 정도로 변비가 심했는데 요료법을 한 뒤부터는 거짓말처럼 나았습니다. 나는 등산이 취미인데 무릎이 아픈 뒤부터는 그것도 중지했습니다만 지금은 모든 것이 낫고 활력도 솟고 하니 금년부터는 등산도 다시 시작해 볼까 합니다.

■ **의사의 한마디** · · · · · · · · · · · · · · ·
"정력이 왕성해지는 것은 요료법 실행자의 공통 효과."

통증을 개선하는 요료법의 효과는 정말 확실합니다. 그러나 통증이 없어지기까지의 시간은 개인에 따라 다릅니다. 어떤 사람에겐 1주일이면 낫는 경우가 있고 어떤 사람에겐 3개월 정도 지나야 효과를 보는 경우도 있습니다. 그리고 남성보다 여성 쪽이 효과가 늦는 경우가 많습니다. 그것은 여성 특유의 복잡한 호르몬 분비와 관계가 있다고 생각합니다.

정력이 왕성해지는 것도 요료법 실행자의 공통된 현상 중 하나입니다. 노화가 원인인 임포텐츠(Impotence:

무능력)가 나았다는 사례도 많습니다. 여성 중에는 10년간 불임이던 것이 1년간의 요료법으로 임신한 경우도 있습니다.

— 나까오 내과의원 원장

[무릎통] 요료법으로 격통도 없고 무릎 속의 물을 뺄 필요도 없음

— 홋카이도(北海道), 무직, 85세, 中尾茂里

■ 몸이 가벼워지고 협심증의 흉통도 없다

지금 내 나이 85세입니다만, 언제나 한창 나이의 젊은이로 보인다는 말을 자주 듣는 것은 혈색이 좋고 노인 특유의 기미도 적고 백발도 검게 되었기 때문입니다. 이것은 모두 매일 아침 마시는 요료법의 덕택입니다.

나는 6년 전에 처를 암으로 잃었습니다. 사람들이 나이를 먹으니까 암이나 뇌졸중, 심장병 등으로 죽어가는 것을 보고 나도 여러 가지 건강법을 연구해 봤습니다. 그 결과 요료법이 가장 좋다는 것을 알았습니다. 그래서 5년 전부터 요료법을 계속하고 있습니다. 무엇보다 요를 마시면 암이나 에이즈에도 효과가 있는 모양입니다. 몸에 좋다고 하는 것이면 무엇이든지 순순히 실천하는 성격이니까 요를 마시는 것에 별로 저항 같은 것을 느끼지 않았습니다. 태아는 모체에서 자기 요를 먹고 커간다니 요가 더러울 수 없습니다.

나는 하루 2~3회씩 요를 먹기로 했습니다. 먼저 새벽 2시경에 화장실에 가는 길에 채뇨해서 한 컵(약 200㎖)를 마십니다. 다음은 아침 5~6시 사이에 또 한 컵 마십니다. 그리고 마음이 내키면 오전 중에 한 번 더 마시는 겁니다. 요료법을 해서 숙면할 수 있고 피곤도 없어졌습니다. 나는 하루 6,000~7,000보를 걷는 것을 일과로 하고 있습니다만 피곤을 느끼지 않으며 몸도 가벼워진 느낌입니다.

그것과 이전에는 협심증이 있어 때때로 갑자기 흉통을 느낄 때가 있었는데 지금은 그것도 없어졌습니다. 특히 요료법이 현저한 효과가 있는 것은 바로 무릎통입니다. 무릎이 붓고 물이 차서 병원에서 10회나 물을 빼도 거뜬하지 않았던 것이 요를 마시고 2년쯤 되니까 완전히 나았습니다. 지금은 그 괴로운 통증이 전혀 일어나지 않고 또 물도 뺄 필요가 없게 된 것입니다. 또 20세 때 신경통을 앓은 일이 있습니다. 그런데 나이를 먹으니까 또 재발했는데 그것도 어느새 없어졌습니다. 요즘은 위장도 튼튼해져 아무리 먹어도 위가 아프지 않는 것이 기쁩니다.

■ **의사의 한마디** · · · · · · · · · · · · · · · · · · ·
"85세의 활기 있는 회춘."

나는 나까오 씨를 직접 만난 적이 있습니다. 나이가 85세인 모양인데 정말 젊고 활기찬 것을 보고 놀랐습니다. 몸에 좋다는 건 무엇이든지 순순히 하신다고 말씀하고 계시는데 그런 마음가짐이 중요합니다. 고령이 되어서도 활기찬 것도 그러한 마음과 유연한 자세로 요료법을 시작한 탓이라고 생각됩니다.

— 나까오 내과의원 원장

[무릎통] 10년 계속된 통증이 경쾌해지고 계단 오르내리는 데도 자유

— 미야기(宮城) 현, 주부, 67세, 小牧幾

■ 먼저 야간 빈뇨가 멈추고 굳어진 손가락도 풀리고

내가 요료법을 시작한 것은 금년 3월 30일에 요료법의 비디오를 직접 본 것이 원인이 됩니다. 그 비디오는 내과의인 남편이 직접 나까오 선생께 연락해서 입수한 것입니다. 남편 말에 의하면 약을 쓰지 않고도 여러 가지 병을 고치는 요료법이 의사로서는 대단히 흥미있는 관심사라 했습니다. 그 때 나는 무릎통으로 오랫동안 고생하고 있었기 때문에 정말로 요료법이 효과가 있다면 스스로 나부터 먼저 실행해 보고 싶은 생각을 했습니다. 그 비디오에는 무릎통에 효과가 있다는 설명이 있었습니다. 나는 비디오를 본 다음날부터 곧 실행했습니다만 처음에는 대단한 용기가 필요했습니다.

그러나 그 동안 어떠한 약을 먹어도 무릎통이 낫지 않았으므로 밑져야 본전이라는 생각으로 단숨에 마셔 버렸습니다. 분량은 작은 술잔에 한 잔입니다. 요료법의 효과는 천천히 확실하게 나타났습니다. 맨 처음에 느낀 것은 빈뇨가 없어졌다는 사실입니다.

언제부터인지 잘은 모르지만 나는 밤중에 3~4회씩 화장실에 가는 일이 있었고 그런 날은 종일 나른하고 머리가 무거워집니다. 그러나 이것도 나이탓이라 생각하고 있었지만 요료법을 시작하고 2~3일째부터는 밤중에 화장실에 가는 일이 없어졌습니다. 덕택에 아침에 눈을 뜨면 머리가 개운하고 상쾌해집니다.

그런데 무엇보다 손가락의 딱딱한 것이 없어진 것이 내게는 더욱 기쁜 효과이기도 합니다. 나는 이 수 년 동안 아침에 눈을 뜨면 손가락이 굳어져서 자유로이 움직일 수 없는 증상으로 고생했습니다. 남편의 진단으로는 류머티즘인지 모른다고 했습니다. 그것이 야간 빈뇨 증상이 없어진 뒤에 생각해 보니까 어느새 그 손가락이 굳어지는 증상도 없어진 것을 알게 됐습니다. 남들에게는 별것이 아닌 것처럼 여겨질지 모르겠으나 내게는 큰 기쁨이 아닐 수 없습니다.

그리고 문제의 무릎통증도 요를 마시고 1주일쯤부터 효과가 나타났습니다. 나는 10년 전부터 변형성 슬관절증에 걸려 최근에는 앉고 서는 것이 대단히 힘들고 계단을 오르내릴 때에도 두 손으로 기어가다시피 하지 않으면 안 될 상태였습니다. 그런데 어느 날 문득 쉽게 일어나게 된 것입니다. 또 아직 계단을 오를 때 손잡이를 붙잡고 오르지만 전처럼 두 손으로 기어오르거나 하지는 않습니다.

그래서 그 때 비디오에서 보여 준 것이 사실이었구나 하는 생각을 하면서 감사하는 마음 간절합니다. 나는 요료법을 시작할 때 아무와도 상의한 일이 없습니다. 물론 남편에게도 말하지 않았으니까 내가 요료법을 하고 있는지조차 묻지도 않았습니다. 그런데 비디오를 보고 2개월 정도 뒤의 어느 날, 남편이 난치병 환자가 찾아오면 요료법에 대한 얘기를 하고 있는 것을 목격했습니다. 그때 처음으로 남편도 요료법을 실시하고 있음을 알았습니다.

■ **의사의 한마디** · · · · · · · · · · · ·
"혈액 흐름이 잘 돼 딱딱한 손가락도 풀린다."

요료법에서 가장 현저하게 나타나는 효과는 인체 각부의 세포에 산소와 영양의 공급 역할을 하는 혈액 흐름을 원활하게 한다는 것입니다. 예를 들면 심장근육에 영양분을 전달하는 동맥이 경화되어 혈액 흐름이 나쁘면 협심증의 흉통이 생깁니다. 요료법으로 협심증의 흉통이 없어지는 것은 요에는 혈액의 흐름을 잘하게 하는 작용이 있기 때문입니다.

또 동맥 경화 등으로 인체의 구석구석까지 가야 할 혈액이 원활하게 흐르지 못하면 수족이 차고 굳어지는 현상이 생깁니다. 이러한 손끝이나 발끝의 딱딱함도 요의 혈행 촉진 작용에 의해 확실하게 풀리는 것입니다. 고마끼 씨의 딱딱하고 굳어진 손가락이 풀린 것도 바로 요료법의 덕택입니다. 고마끼 씨는 야간 빈뇨가 해소된 모양인데 그것은 요의 세포 활성화 작용으로 방광 근육의 활동이 생겨 야간 빈뇨나 요실금 등이 없어지게 된 것입니다.

— 사노 외과의원 원장

[손의 통증] 단 1주일의 요료법으로 목과 어깨 통증도 소멸

— 에히메(愛媛) 현, 무직, 65세, 岡田正晴

■ 매일 아침 기분 좋은 통변

요료법이 '소가이' 지에 처음 소개됐을 때는 재미있는 건강법도 있구나 하는 정도로 생각했습니다만, 매일 독자들의 체험기와 의사들의 해설을 읽는 사이에 그만 흥미를 가지게 됐습니다. 그래서 나는 금년 4월 9일부터 먹기로 한 것입니다. 나의 경우는 어디가 심하게 아파서 먹기 시작한 것은 아니지만 정년 퇴임 후 정원을 가꾸면서 생활하는 사이 몸의 이쪽저쪽에 생기는 작은 통증과 피로를 느꼈기 때문입니다. 그 원인은 허리를 굽혀 잡초를 벤다든지 식목가위를 자주 쓰는데서 오는 것 같은데 특별하게 의사에게 보일 정도의 아픔은 아니었습니다.

그런 점에서 요료법은 돈 안 들고 시간이 절약되는 좋은 요법이라 생각했습니다. 나는 하루에 한 번 양은 180㎖로 정해 놓고 있습니다. 우리 집은 화장실이 1층과 2층에 있어 양쪽에 모두 컵을 준비해 두고 편리한 대로 어느 쪽 화장실에서도 마실 수 있습니다.

최초의 반응은 요를 복용한 지 1주일째에 나타났습니다. 손 끝에 생긴 통증이 사라진 것을 알았습니다. 정원에서 잡초를 베면 전에는 어깨가 아프다든지 목을 움직이는데 불편했는데 그런 증상이 전혀 없어진 것입니다. 또 통변이 잘 되는 것도 특필할 만한 변화라고 생각합니다.

나는 지금 65세입니다만, 이 나이에 변비가 있으면 젊은 사람 이상으로 고생스러운 것입니다. 그런데 요를 마시기 시작한 이후로는 매일 아침 꼭 통변이 있고 그것도 매우 자연스럽게 이루어집니다. 어깨의 아픔이 해소된 원인도 이 변화와 무관하다고는 생각하지 않습니다.

요료법의 효과로 하나 더 잊을 수 없는 것은 냉증이 없어진 것입니다. 전에는 삼복더위에도 양말을 신어야 했고 밤에는 꼭 2시경에 화장실을 출입했습니다. 그런데 지금은 낮에 양말 없이도 지낼 수 있고 밤에도 잠을 깨는 일이 전혀 없게 됐습니다. 덕택에 아침은 상쾌한 기분으로 일어날 수 있게 되었습니다.

■ **의사의 한마디** · · · · · · · · · · · · · · · ·
"요료법으로 심한 설사를 하면 양을 줄이세요."

특별히 아픈 곳이 없이 요료법을 시작한 것은 앞으

로의 건강 유지에 대단한 공헌이 있을 것으로 생각합니다. 몸이 건강할 때부터 요료법을 계속하면 암 등의 예방이나 노화 방지에 큰 효과를 기대할 수 있습니다. 그런데 요료법을 하면 변비를 하는 사람과 설사를 하는 사람이 있습니다. 어느 쪽도 곧 낫지만 너무 심하게 설사를 할 때는 마시는 요의 양을 좀 줄이는 것이 좋을 것입니다. 사람에 따라서는 아침에 마시면 설사를 하고 저녁에 마시면 설사를 하지 않는 사람도 있습니다. 요를 마시는 시간에 따라 다르다는 것도 알고 계셔야 합니다.

— 나까오 내과의원 원장

[요통] 수술이 필요하다는 통증이 요료법으로 거의 진정

— 돗토리(鳥取) 현, 자영업, 66세, 柴田哲夫

■ 요료법으로 위장 상태가 좋아지고 요통도 없다

나는 3세 때, 마룻바닥에 있는 난로 옆에서 놀다가 그만 넘어져서 냄비의 뜨거운 물을 뒤집어쓰는 바람에 머리가 완전히 벗겨졌습니다. 설상가상으로 사고

직후의 치료가 불충분해서 덴 자국에 피부암이 생길 위험성까지 있었습니다. 그것 때문에 1976년 신후대학에서 피부의 일부를 이식하는 수술을 받았습니다.

그러나 그 후 또 머리에 상처를 입어서 까칠까칠한 부스럼이 생겼기 때문에 이번에는 벤코 의료대학에서 같은 수술을 받았습니다. 다행히 조직검사의 결과는 이상이 없었지만 단지 그냥 방치하면 암이 될 가능성이 상존한다는 것입니다. 그런데 최근에는 재차 머리에 박색(色)의 까칠까칠한 부스럼이 생기기 시작했습니다. 나는 예전의 고생을 회상하면서 또 지긋지긋한 그 수술을 받지 않으면 안 되는가 싶어 암담한 심정으로 지내고 있을 때 우연히 요료법의 체험담이 실려 있는 어떤 모임의 회보가 눈에 띄인 것입니다.

체험담의 주인공은 도요다 씨라는 그 모임의 회장이었습니다. 요료법이란 진기한 치료 방법도 있구나 하는 생각으로 읽어 보았는데 여러 가지 난치병에 효과가 있다는 사실도 알았습니다. 그렇다면 철저히 해보자고 생각하고 그 자리에서 요료법 실행을 결심했습니다.

그것이 금년 1월의 일입니다. 요를 마시기 시작했을

때는 가슴이 울렁거렸습니다. 옛날부터 요는 더러운 것이라고 믿어왔기에 당연한 일인지도 모릅니다. 어쨌든 요료법으로 많은 사람들이 구제된 것이 사실이니까 나는 그것을 중시하고 계속해서 마시기로 했습니다.

처음의 효과는 1개월 후에 나타났습니다. 그때까지 나의 머리에는 까칠까칠한 부스럼이 다섯 군데나 있었는데 약을 발라도 없어지지 않던 것이 차츰 떨어져 나간 것입니다. 더구나 부스럼이 없어진 부분의 피부는 번들번들했습니다.

지금은 다섯 군데의 부스럼 중에서 네 군데는 없어졌고 한 군데만 있지만 이것도 곧 없어질 것이라 확신합니다. 그런데 요의 덕택으로 좋아진 것은 덴 자리만이 아닙니다. 나는 옛날부터 밭일을 오랫동안 한 탓인지 가끔 요통 증상을 가지고 있었습니다. 의사가 말하기를 등뼈의 일부가 구부러져 연골이 신경에 닿아 통증이 생긴다고 했습니다. 때문에 요통을 낫게 하려면 수술을 할 수밖에 없다고 했습니다.

나의 경험으로는 위장 상태가 나쁘면 요통도 오는 것인데 요를 마신 뒤 위장 상태가 좋아지고 최근에는 요통도 전혀 없습니다. 또 가끔 요통이 있어도 일을 못할 정도는 아니기에 지금은 전혀 수술할 생각은 하고 있지 않습니다.

나는 또 교통사고의 후유증이라는 귀찮은 증상이 있습니다. 일년 전에 사고로 발목을 골절한 나는 지금도 매일 물리 치료를 받고 있습니다만 요즘은 거의 자력으로 걸을 수 있을 정도로 회복했습니다.

■ 의사의 한마디 · · · · · · · · · · · ·
"요료법의 효과가 빠른 사람일수록 호전반응이 강하다."

시바다 씨가 3세 때 물에 데서 탈모했다고 합니다만 그 때에 발암형성(외상 등으로 입은 피부 손상이 난 뒤에 생기는 광택이 있는 피부조직)이 생겼다고 했습니다. 젊었을 때는 그 부분의 혈액 흐름이 좋으니까 문제가 없지만 나이를 먹음에 따라 혈액 흐름이 나쁘면 피부는 괴사(壞死: 피부가 죽은 상태)를 일으켜 검게 부스럼 딱지가 됩니다.

시바다 씨의 경험에서 아는 바와 같이 요에는 혈액의 흐름을 좋게 하고 피부에 영양을 공급하고 피부의 장해를 개선하는 힘이 있다고 하겠습니다. 요료법을 시작해서 가슴이 울렁거렸다고 한 것은 일종의 호전반응이라고 생각됩니다. 요료법으로 좋은 결과를 얻는 사람일수록 호전반응은 강하다는 것을 이해하시기 바랍니다.

— 사노 외과의원 원장

[요통] 오래된 요통을 치유하고 현재는 요료법 보급에 전국 순례

— 가나가와(神奈川) 현, 일편요법(요료법)지도, 68세, 森田富也

■ 계속 마시는 동안 몸이 가벼워져서 확신

내가 요료법을 안 것은 지금부터 8년 전의 일입니다. 당시 목수일을 하고 있던 나는 여러 단골집들을 방문할 때마다 몸이 불편한 많은 사람들을 볼 수 있었습니다. 현대 사회에는 생각보다 앓고 있는 사람들이 많다는 것을 실감했습니다. 게다가 그 때에 나의 자식놈도 의사가 됐기 때문에 돈에만 혈안이 된 그러

200

한 인간이 되어서는 안 된다는 바람과 비싼 의료비 때문에 고생하는 많은 사람을 위해서 돈이 없어도 마음만 먹으면 치료가 되는 요료법에 관심을 가지게 된 것입니다. 그래서 나는 요에 관한 여러 가지 자료를 수집해 읽으면서 스스로 요료법을 실천해 보고 이것이면 많은 환자에게 힘이 될 것이란 확신을 얻은 것입니다.

그래서 옛날 요료법을 폈다는 가마쿠라(鎌倉) 시대의 승려 잇벤쇼닌(一遍上人: 1239~1289, 시종(時宗)의 개조(開祖))의 예를 따라 그 보급에 목숨을 걸기로 맹세했습니다. 솔직히 말하면 나의 결심에는 현대의학과 의사인 자식에 대한 도전의식이 깔려 있는 것도 사실이었습니다. 그런데 요료법에 확신을 얻었다 해도 나 스스로가 처음으로 요를 마실 때는 불안을 느꼈습니다. 때문에 아침에 한 컵의 요를 마시고는 오전에 안절부절 못하면서 과민해졌습니다.

그런데 며칠 계속했더니 몸이 가벼워졌습니다. '음! 역시 틀림없군' 이렇게 생각하면서 역시 놀라운 방법이라고 확신하기에 이른 것입니다. 나의 경우로 말하면 처음부터 건강했기에 그렇게 많은 변화는 없었습니다. 그저 지난날 지붕에서 일하다 떨어져서 허리뼈를 다쳐 2주일간 입원한 경험이 있기 때문에 요료법을 시작했던 3년 전에는 가끔 목과 등이 쑤시고 아픈 통증 후유증으로 고생했는데 요료법을 시작하고 1개월이 되니까 거짓말같이 그 증상이 없어지고 지금은 발목이나 요통에 대한 불안이 전혀 없습니다.

나는 현재 아침에 1회 한 컵의 요를 마시고 있습니다. 남에게 요료법을 권할 때는 으레 요료법으로 병이 나았다고 해도 무농약과 유기재배로 만든 식품을 먹지 않으면 근본적으로 치유되지 않는다고 꼭 부언합니다.

그런데 나는 요료법의 보급을 위해 이 8년간 전국을 자전거로 돌아다니고 있습니다. 그 결과 지금은 매년 1500~1600명에게서 편지나 전화가 옵니다. 요료법의 초심자에게는 다음과 같은 충고를 하고 있습니다.

1) 마음속에 요료법은 효과가 있다고 확신을 가질 것이며 많은 사람들에게 권해 본 경험에서 요가 더럽다고 생각하면 그 효과가 줄어든다는 것.

2) 요를 마실 때 저항이 있는 사람은 처음에는 작은 술잔

으로 한 잔 정도라도 좋다는 것 등. 이 두 가지입니다. 금년에도 요에 관한 자료를 자전거에 싣고 전국 순례에 나설 생각입니다.

■ **의사의 한마디** · · · · · · · · · · · · · · · · · ·
"통증의 진정에 특효 있는 요료법."

모리다 씨의 요통을 낫게 한 그 작용은 요료법이 잘 나타내는 효과 중의 하나입니다. 20여 년 간 류머티즘, 통풍으로 고생하던 많은 사람들이 요료법으로 치유되어 지금은 건강하게 일하고 있습니다. 모리다 씨는 현대의학 분야에서 활동하고 있는 우수한 아드님에 대해서 요료법으로 도전하고 있는 모양인데 궁극적인 목적은 하나입니다. 즉 병으로 고생하는 환자의 구제입니다. 요는 불결하지도 않고 해도 전혀 없으며 청채의 즙을 마시는 것과 같은 것입니다. 옳은 일이라 생각하는 일을 사회에 보급시켜서 남들이 구제받았다는 소식을 들을 때마다 정말 기쁘시겠습니다. 이 기분은 의사도 그렇지만 의료계와 직접적인 관계가 없는 사람도 마찬가지입니다. 앞으로도 요료법 보급에 힘써 주시기 바랍니다.

— 사노 외과의원 원장

[족통(足痛)] 1개월의 요료법으로 완고한 족통과 부종 치유

— 아이치(愛知) 현, 무직, 71세, 安井富美子

■ 고맙게도 나는 이것으로 구제됐어요

나는 매일 "요료법 선생님! 정말 고맙습니다"라고 외칩니다.

금년 6월 8일, 신문광고란에 요료법이란 글자가 눈에 띄었습니다. '이것이다. 이것밖에 없다'라고 생각하고 곧 '소가이'지를 구입했습니다. 그날 저녁 8시경 아무런 주저함이 없이 먼저 한 컵 가득히 마셔 봤습니다. 다음날 새벽 눈을 뜨고는 놀랐습니다. 몸이 퍽 가벼워진 것입니다. 나는 지병인 심근 경색이 있기 때문에 언제나 추운 곳에 나오면 심장발작이 일어났습니다. 게다가 곧 차가워지기 때문에 5월 말까지는 난로가 필요했습니다. 그것이 요를 한 번 마신 것으로 발이 후끈후끈하고 온몸이 따뜻해진 것입니다.

너무나 기적같은 일이어서 '이거 어떻게 된 거 아니냐?' 하고 마음속으로 무슨 속임수에 걸린 것 같은 느낌이었습니다. 얼마나 고맙고 기쁜지 하늘에라도 오를 것 같았습니다.

나이 71세에 처음 맛보는 기쁨, 이것은 본인이 아니면 아무도 모를 일일 것입니다. 나는 심장병으로 양쪽 발이 부어 있는 데다 또 오른쪽 발은 관절염까지 있어서 걸을 때마다 무슨 소리가 나는 것 같고 통증이 심했습니다. 때문에 겨우 200~300m만 걸어도 발이 아파서 견딜 수가 없었습니다.

요료법을 하면서도 몸은 이제 편하게 됐지만 발은 안 되겠지 하고 단념하고 있었습니다. 그것도 너무 오래된 통증이었기 때문입니다. 그런데 요료법을 시작해서 4개월 된 지금 그렇게 지독했던 통증도 수그러지고 부었던 것도 거의 가라앉았습니다. 기온 30도의 거리를 자전거를 타고 돌아다닐 정도가 된 것입니다. 또 잠잘 때 그렇게 심했던 몸부림도 없어지고 코고는 것도 줄어들고 편안히 잘 수가 있었습니다.

이런 일도 있었습니다. 어느 날 밤, 갑자기 눈앞이 희미하게 된 것입니다. 혹시 흑내장(黑內障: 시력 장애를 일으키는 눈병)이 아닌가 싶어 걱정하면서 불안해 했습니다. 순간적으로 밑져야 본전이란 생각이 들어 화장실에 가서 요로 눈을 적셔 봤습니다. 좀 이상해서 안경을 끼니 잘 보였습니다. 정말로 놀랄 일의 연속이었습니다. 세상을 살아가는 동안은 요에 의존하며 살아갈 것입니다.

■ 의사의 한마디 · · · · · · · · · · · · · · ·
"새벽 첫 오줌은 보다 효과적."

야스이 씨는 여러 가지 증상에서 효과를 봤고 또 숙면까지 할 수 있게 됐다고 말하고 있습니다. 요료법을 하면 잠이 잘 온다는 사람들이 많이 있는데, 이것은 요에는 SPU 호르몬이란 수면물질이 포함돼 있습니다. 이것은 미국 하버드 대학의 연구실에서 판명된 일입니다. SPU 호르몬은 뇌가 쉬고 있을 때 만들어집니다. 다시 말하면 밤에 잠자고 있을 때 만들어지는 것입니다. 그래서 새벽의 첫 요를 마시면 보다 효과적이라고 하는 모양입니다.

— 나까오 내과의원 원장

[안면통(顏面痛)] 11개 병원 치료에서 불치된 격통을 요료법으로 거의 소멸

— 홋카이도(北海道), 주부, 50세, 쿠라모토 다이코

■ 무서운 여러 가지 증상이 나타났지만 병원에서는 원인을 몰라

나는 원인도 치료법도 모르는 기이한 병에 걸려 고생했습니다. 그런데 요를 마시고 원상 회복이 가능하게 되었습니다.

3년 전의 어느 날, 아침에 일어나려고 하는데 갑자기 오른쪽 귀에 심한 격통이 일어났습니다. 처음에는 순간적인 격통이었지만 그것이 낫지 않고 시름시름 아프더니 2일 후에는 목을 조르는 것같은 압박감으로 죽을 지경이었습니다. 일주일 후 이비인후과에서 진찰했더니 중이염의 후유증이라고만 말할 뿐 확실한 것은 모르고 있었습니다. 그러는 동안 이번에는 어깨가 부어올라서 정형외과에 갔더니 거기서도 도저히 모르겠다는 것입니다. 그 뒤부터는 무섭도록 심한 여러 가지 증상이 나타나기 시작했습니다. 귀, 목, 턱밑이 저리고 이어서 꼭 화상을 입은 것 같은 통증으로

변하는 것이었습니다.

앞머리와 뒷머리도 아팠고 언제나 무거운 돌을 머리 위에 얹어놓은 것처럼 무겁고 현기증까지 일어나는 것이었습니다. 그러다가 목을 움직일 수 없게 되어 상하 좌우를 볼 수 없게 됐습니다. 또 입을 벌릴 수 없게 돼 스푼으로 입을 억지로 열고 음식을 집어 넣는 상태까지 이른 것입니다. 그것도 잠시, 음식을 씹을 수도 마실 수도 없었으며 억지로라도 먹으려면 귀뿌리 근처에서 덜그럭거리는 소리가 들리곤 했습니다. 조금 뛰어도 들리기 때문에 뛸 수도 없게 됐습니다. 소리가 나면 현기증도 심하게 났습니다. 그밖에 안면이 부어오르면서 열이 나고 붉어졌습니다. 게다가 왼팔은 기운이 빠져서 베개도 들어 올릴 수 없게 되고 복통이 오면서 1개월 반 동안 검은 설사를 계속했습니다.

똑바로 걸을 수 없게 몸도 한쪽으로 기우뚱했습니다. 11군데의 병원을 찾아다녔지만 삼차 신경(三叉神經: 안면 신경)에 이상이 있다는 진단밖에 없고 치료법은 확실하지 않았습니다.

■ 매일 고생스러웠지만 요료법으로 생기를 되찾아

요료법은 1990년 '소가이' 지의 기사를 읽고 흥미를 가졌습니다. 이것으로 효과가 있을까 하면서 망설이다 6개월 뒤부터 마시기 시작했습니다. 그것은 이것저것 모든 방법의 치료가 불가능했기 때문입니다.

'소가이' 지의 기사에서 요료법을 권하고 계시는 나까오 씨에게 직접 문의하고 증상을 말했습니다.

그리고 새벽 요를 한 컵(약 200㎖)씩 3~4일 마시니까 아침에 일어나는 데 편해졌습니다. '이제는 낫는구나' 하고 한숨 돌리는 무렵인 2주일째부터는 전보다 오히려 더 악화되는 증상으로 변해 버렸습니다. 호전반응인 것 같다고 나까오 씨에게 보고했더니 그것이 틀림없다고 요료법을 계속하기를 권했습니다. 나도 이 증상이 요료법 효과의 증거라고 확신하면서 계속했습니다.

이 반응은 1년 3개월쯤 계속됐습니다만 어느새 통증은 가라앉았고 요료법을 한 지 2년이 넘은 지금은 그 증상이 거의 사라졌습니다. 안면통은 무리를 하지 않으면 없어지는데 근심걱정이 있으면 현기증이 생기지만 이전과 비교한다면 믿을 수 없을 만큼 가볍습니다. 또 조금 뛰는 것도 괜찮으며 얘기를 한다든지 딱딱한 음식도 먹을 수 있게 됐습니다. 한때는 생활이 말이 아니었지만 요의 덕택으로 이렇게 새롭게 태어난 기분입니다.

■ **의사의 한마디** · · · · · · · · · · · · · · · · · ■
"원인과 치료법을 모르는 모든 병에 잘 듣는 요료법."

쿠라모토 씨의 병은 현대의학에서도 알 수 없는 기이한 병입니다. 이런 병에는 한번쯤 요료법을 해 보면 잘 듣는 수가 있습니다. 요는 전신을 순환한 혈액으로 만들어지는 것입니다. 그 요를 마시면 그 정보에 의해서 몸 속의 병이나 불편한 모든 것과 대항할 수 있는 물질이 체내에서 만들어지는 것이 아닌가 하고 추측해 봅니다. 때문에 원인을 모르는 치료법도 전혀 없는 병에도 요료법은 실로 잘 듣는 경우가 많습니다.

— 나까오 내과의원 원장

210

[전신 통증] 격통으로 집필도 힘들었던 나를 구한 요료법

— 도쿄, 작가, 45세, 고미야마 가요코

■ 피부를 젊게 하는 '요 팩(pack)'

나는 어려서부터 병약하여 바람만 조금 불어도 곧 감기에 걸리고 구름의 흐름이 달라져도 열을 내는 그런 아이였습니다. 그렇게 몸이 허약한 이유는 조부님께서 내가 첫손녀라고 온실 속의 화초처럼 키우다시피 했기 때문입니다.

어쨌든 남들처럼 건강하고 발랄하게 키워지지 않았습니다. 게다가 조모가 류머티즘이고 나도 류머티즘 반응이 양성이란 그런 환경에서 자랐습니다. 아마 여고 2년 때인가 어깨가 아프기 시작하더니 온몸 전체가 아프면서 무기력한 상태가 되었습니다. 그로부터 20년 이상 나의 1년의 절반은 통증과의 싸움이었습니다. 그 이유는 여름에는 그런 대로 지내지만 파란 하늘가에 넘실거리는 코스모스가 피는 가을부터 초봄까지는 통증으로 만사가 귀찮게 됩니다. 그 뒤 우여곡절 끝에 지금은 글줄이나 쓰면서 생업을 유지하고 있지만, 원고 마감 시간에 쫓겨 밤을 새우는 경우나 무엇을 취재한다고 다니다보면 대단한 에너지가 필요합니다. 그러나 나는 숙명이라 생각하고 참다가 정말 견디기 어려우면 의사나 침구사, 마사지사의 신세를 지고 또 건강식품을 섭취하면서 참아왔습니다.

그러던 작년 가을 결국 갑작스런 격통으로 펜을 잡을 수가 없어서 구급차까지 동원되어 병원에 입원했습니다. 어디가 아프냐고 의사가 물어도 숨을 쉬지 못할 정도로 통증이 심하니까 나 자신도 어디가 아픈지조차 모를 정도였습니다. 병원에서 종합진단을 받은 결과는 '이상 없음'이었습니다.

그러던 어느 날 서점에서 우연히 '소가이'란 잡지를 뒤져보니까 요료법에 대해 써 있었습니다. '오! 이게 뭐지?' 하고 생각하며 잠깐 서서 읽어 봤더니 자기의 요를 마시면 통증이 없어지고 만병이 치유된다고 써 있지 않겠습니까? 그러다 보니 내가 사려던 책은 잊어버리고 나는 요료법에 대해서 좀 더 자세히 알려고 그 자리에서 '소가이'지만 사들고 집에 돌아와 단번에 읽었습니다. 그러고는 주저 없이 요료법을 실행했습니다. 3일 동안 오줌 한 방울도 버리지 않고 모두 마셔 버린 것입니다. 그랬더니 늘 빈혈같이 창백하던 내 안색이 붉게 되고 피부도 곱게 윤이 돌지 않겠습니까? 나는 대단히 놀라면서 더욱 관심을 가지게 됐습니다. 그러고는 곧 '기적을 일으키는 요료법'을 입수하고 밑줄을 그어가면서 정신없이 읽어 내려갔습니다.

그 책에 나오는 많은 분들의 체험기, 의사들의 소견을 읽고 더욱 확신을 갖고 요를 마셨습니다.

그런데 이게 웬일입니까? 이번에는 통증이 더 심하고 나른해지며 잠이 오고 얼굴에 여드름이 나는 등 호전반응이 나타났습니다. 그래도 멈추지 않고 계속해서 현재에 이르니까 전신의 통증도 완전히 나았습니다. 지금도 새벽 첫 요 한 컵을 마시며 하루의 일과를 시작합니다.

최근에는 스스로 보릿가루와 계란 노른자 그리고 요로 만든 '요 팩'이란 것을 고안해서 목욕하고 바르면 남들은 활기 있고 젊어졌다고 부러워해서 혼자 웃곤 합니다.

이것은 보릿가루 반 컵, 계란 노른자 1개, 그리고 요를 넣어 진하게 반죽해서 만든 것인데, 이 '요 팩' 덕택으로 요는 건강뿐 아니라 미용에도 좋다는 사실에

대해서 TV나 주간지 등에서 나에게 취재하러 오는
실정입니다.

■ **의사의 한마디** · · · · · · · · · · · · · · ·
"요는 각종 호르몬 분비를 촉진시켜 통증을 제거."

요료법을 실행하면, 예를 들어 인터로이킨(Interleukin:
몸 안에 침입한 병원체를 퇴치하고 암의 눈이 되는 돌연변이된 세포를 제거
시키는 등 면역 역할을 한다)이나 기타 불명의 면역(병에 대한 저
항을 가지는 것)을 촉진하는 물질이 직접 간접으로 뇌에
작용해서 각종 호르몬 분비나 임파구, 백혈구의 증산
을 재촉해서 전신에 미묘한 조정을 함으로써 자연치
유력을 증강시킬 것입니다.

요료법으로 류머티즘이 낫는 경우가 많은 것은 그
러한 조직에 의한 것이라 생각됩니다. 어느 정도 요
료법의 일부가 해명되었고 체험자도 증가일로에 있
습니다. 중요한 것은 고미야마 씨처럼 어떠한 의심이
나 주저함이 없이 곧 요료법을 실행하는 것입니다.

또 미용 효과에 대해서는 중국의 고전에도 '인뇨는
피부를 윤택하게 한다'고 되어 있습니다. 최근에는

요소 화장품 등도 개발되어 과학적인 뒷받침까지 하고 있습니다.

— 나까오 내과의원 원장

5. 모발과 피부에 대한 고민 해결

[탈모] 2개월의 요료법으로 모발이 나기 시작하고 음모까지 검게 변함

— 나가사키(長崎) 현, 무직, 66세, 大濱化久

■ **역시 요의 효과는 놀랍다**

작년 11월 중순, 오른쪽 옆구리가 갑자기 이상하더니 5일이나 1주일 간격으로 아프기 시작했습니다. 병원에서는 췌장이 나쁘다면서 수술을 권했습니다. 췌장염에 잘 듣는 약은 전혀 없으니 수술하는 길밖에 없다는 것이었습니다. 나의 친척 중에 췌장염을 수술하고 죽은 사람이 있어 나는 무서워 도저히 수술할 마음이 내키지 않았습니다.

그런데 마침 친구가 요료법이 여러 가지 병을 낫게

한다는 것을 가르쳐 주었습니다. 그렇지만 췌장염에는 별로 효과가 없을 것이라 생각하면서도 수술을 피하는 방법으로 마음먹고 요를 마시기 시작했습니다.

요료법을 시작하고 2주 정도까지는 별일 없더니 그 뒤 며칠간은 또 아프다가 괜찮아졌습니다. 요료법을 시작하고 1개월쯤 되어 다시 병원에 가서 검사를 받았더니 췌장염이 만성화되었다고 했습니다. 아직 낫지 않았다는 것입니다. 그러나 아무런 자각 증상이 없습니다. 어쨌든 아프지 않으니까 기분은 좋아서 계속해서 요를 먹고 있습니다. 그런데 이번에는 모발에 변화가 왔습니다. 요료법을 시작하고 50일쯤 되니 대머리였던 앞 머리에 가로 5cm, 세로 5cm 정도의 넓이로 검은 머리카락이 나오는 것이었습니다. 3개월이 지난 지금은 길이가 2~3cm 정도 자랐습니다. 또 음모도 검은 색으로 변한 것 같습니다.

나는 매일 아침 첫 요를 8홉(약 144㎖) 정도 마시고 있습니다. 처음 2, 3일은 저항이 있었지만 1주일 후부터는 익숙해졌습니다.

■ **의사의 한마디** · · · · · · · · · · · · · · ·

"요료법으로 몸 세포가 활성화된 결과."

요료법은 몸의 어떤 부분에도 그 부분의 기능을 회복시키는 효과가 있습니다. 일단 췌장의 통증이 멈추고 또 한 번 통증이 재발한 것은 호전반응이라 보면 될 것입니다. 호전반응이란 병이 낫기 위한 일시적인 악화 상태입니다. 그때는 참고 더 계속해야 낫습니다.

가끔 이런 분들이 있습니다. 처음에는 하다가 다시 통증이 악화되면 요료법을 중단하는 사람이 있는데 그래서는 안 됩니다. 요료법을 중단하지 않고 계속한 것은 정말 다행한 일입니다. 두발이나 음모가 나온 것은 세포를 활성화시키는 요의 작용에 있는 것입니다. 이 작용에 의해서 당신의 여러 장기에도 지금쯤 눈에 보이지는 않지만 꼭 좋은 영향을 주고 있을 것이라 확신합니다.

— 사노 외과의원 원장

[백발] 1주일의 요료법으로 검은 머리카락이 나기 시작 하더니 1개월 정도 되니 80% 정도가 검게 되다

— 오이타(大分) 현, 무직, 65세, 小野今日子

■ 남 모르게 생긴 기분 나쁜 백발

나는 작년 '소가이' 지 9월호의 요료법 특집을 읽고 요에는 여러 가지 치료 효과가 있다는 것을 알았습니다. 마침 몸이 좀 통통한 편이어서 살을 빼고 싶다는 생각을 하고 있던 무렵입니다. 나는 신장이 약 150 cm, 체중이 50kg, 남들이 뒤돌아보면서 웃을 정도는 아니지만 그래도 3∼4kg 정도는 줄이고 싶었습니다. 그래서 이 요료법이면 간단히 줄일 수 있을 것 같아서 마음먹고 시작했습니다. 요료법을 시작하고 1주일 쯤 됐을 때 거울을 보니 백발이 좀 검은 색으로 변한 것을 알았습니다. 나는 파마를 하지 않고 모발을 허리 부근까지 내리고 있었습니다. 그런데 어느새 앞에 흰머리가 생겨 늘 신경이 쓰였습니다.

우리 집은 백발인 사람이 없었습니다. 어머니도 92 세지만 흰머리가 별로 없는 편입니다. 그런데 나만은 어느새 백발이 되어 신경이 쓰였던 것입니다.

그런데 요료법을 시작하고 1주일쯤 되었을 때 앞머리의 백발이 조금 검어졌기 때문에 이상하게 생각하며 매일 거울을 기웃거리고 있었습니다. 그랬는데 1개월도 안 된 사이에 백발이던 모발이 거의 다 검게 변한 것입니다. 정말 기뻤습니다. 이렇게 된다면 곧 머리 전체가 검게 될 것으로 예상하고 고대했지만 그 뒤에는 아무런 진척도 없이 그대로 있다가 약 6개월 뒤에야 90%정도 검은 모발로 변한 것입니다.

■ 검은 모발로 변화시키기 위해 요를 매일
3~4회씩 마셔

다이어트 효과는 아직 나타나지 않았습니다. 그것보다 백발이 검게 되는 것이 무엇보다 기쁜 결과입니다. 지금까지 매일 아침 1회씩 150㎖의 요를 마시고 있었지만 요즘에는 모발을 빨리 검게 변화시키기 위해 매일 3~4회씩 마시게 됐습니다만 역시 요를 마시는 데는 아직도 저항감이 있습니다. 숨도 쉬지 않고 눈을 꼭 감고 양치질 할 때까지 입으로 숨을 쉬는 것입니다.

"요료법을 하면 곧 안색이 좋아진다."

　요료법을 시작해서 비교적 빠른 효과를 보는 것은 혈색입니다. 어린 시절의 붉고 윤기 있는 혈색으로 돌아오는 것입니다. 또 오노 씨와 같이 백발이 검게 되는 것도 비교적 빠르게 나타나는 현상입니다. 새로 나오는 모근은 검게 됩니다. 요를 마시는 것으로 모발이 100% 검게 된다고는 말할 수 없지만 노화를 늦추는 것은 확실합니다.

　세계를 주름잡고 있는 카메라맨 미야마쯔 씨도 "요료법을 6년간 계속했더니 건강하고 장쾌한 체질로 변했다"라고 말하고 있습니다. 또 성인병(암, 심장병, 고혈압, 당뇨병)의 예방의 의미에 있어서도 요료법을 일생 동안 계속할 것을 권합니다. 직접 생명에는 지장이 없는 백발을 100% 검게 만들기보다 암이나 심장병, 당뇨병을 예방하는 편이 더욱 중요할 것입니다.

　다이어트 효과는 아직 나타나지 않은 모양인데 비만인 사람이 요료법을 하면 자연적으로 식욕이 줄고 배고프다는 생각이 없어져 서서히 날씬해집니다. 다시 말하면 다이어트의 고통도 없이 날씬해지는 것입니다. 역으로 수척한 사람은 식욕이 나서 살이 찝니다.

— 사노 외과의원 원장

[비듬증] 일가(一家) 모두가 요료법 실시, 남편은 비듬, 아이들은 여드름 치료

— 홋카이도, 주부, 46세, 佐藤洋子

■ 치주염의 치경, 혈색이 좋아지다

나의 부친은 5년 전부터 요료법을 실행하고 있는데, 지금은 이전과 비교해서 대단히 건강해졌습니다. 부친의 권유와 '소가이' 지를 읽고 남편은 작년 2월에 나는 3월에 각각 요료법을 시작한 것입니다.

남편은 장이 나빠 언제나 통변이 좋지 않아 고생을 하고 있었습니다만 요료법을 시작해서 곧 통변이 잘되게 됐습니다. 또 비듬과 무좀으로도 고생을 했었는데, 비듬은 요료법을 시작해서 일주일도 안 돼 효과를 봤으며 무좀은 1개월 안에 깨끗이 나았습니다.

나는 어려서 편도선을 수술했고 그 뒤에 급성 위염에 걸렸습니다. 그 때문인지 피곤하면 소변을 잘 볼 수 없으며 몸이 늘 뻐근해집니다. 그런데 요료법을 한 후부터는 피곤하지도 않고 또 피부도 희고 윤기가 나기 시작했습니다.

내가 이렇게 건강하게 된 것을 보고 아이들도 요료법에 관심을 갖기 시작했습니다. 자기들도 책을 읽고 요가 몸에 좋다고 요료법을 해 보겠다고 했습니다.

먼저 10세 된 딸아인데 요료법을 한 뒤부터는 감기에 걸리지 않고 일찍 자고 일찍 일어나는 하루하루가 그렇게 상쾌하다고 합니다. 다음은 20세의 큰딸인데, 이 아이는 변비에다 비염도 있었습니다만 통변이 잘 되고 재채기도 하지 않게 됐습니다. 고교생인 큰아들도 처음에는 요료법을 기피하더니 비염이 심하니까 결국 4월부터 시작했습니다.

요를 마시고 이틀이 지나니까 콧물이 나오지 않게 되었고 얼굴에 그렇게 많던 여드름이 싹 없어져 깨끗해졌습니다. 이러한 이유로 온 가족이 모두 요료법을 하고 있습니다. 나는 매일 아침 첫 요 한 컵을 마시고 있습니다. 화장실에서는 마시지 않고 샤워실에서 샤

워하고 요를 마시고는 물도 한 잔 곁들입니다. 그리고 몹시 피곤할 때는 한 컵을 더 마십니다.

그런데 아이들은 치통일 때 요로 양치질하면 치통이 낫는다는 소리를 듣고 한번은 시험해 본 모양입니다. 그런데 단번에 통증이 멈추더랍니다. 요를 마시고부터는 남편은 담배를 끊었지만 지금까지 누렇던 이가(안쪽 일부를 제외하고는) 하얗게 됐습니다. 또 치주염인 나의 이도 치경도 혈색이 좋게 되고 아무리 칫솔질을 해도 피가 나오지 않게 됐습니다.

■ 의사의 한마디 · · · · · · · · · · · · ·
"담배 같은 인체에 해로운 것을 싫어하게 된다."

사토 씨 일가는 가까운 장래에 있을 요료법의 인식을 앞서가는 것 같습니다. 요는 인체의 혈액 순환이 잘 돼 결과적으로 각 세포에 산소와 영양분을 풍부하게 공급합니다. 때문에 세포가 활성화되고 모든 병에 대한 자연치유력을 높인다고 생각합니다. 또 요료법을 하면 몸에 나쁜 것은 자연히 싫어지게 됩니다. 남편이 담배를 끊은 것도 요료법의 영향이 아닌가 생각합니다. 알코올 중독 환자가 요료법에 의해 거의 술을 입에 대지 않게 됐다는 보고도 있습니다.

— 사노 외과의원 원장

[무좀] 약이 전혀 듣지 않던 무좀이 낫고 가려움도 소멸

— 시즈오카(靜岡) 현, 67세, 오자와 기미코

■ 2개월로 헛배도 낫고 설사도 치유

작년 말쯤 집 근처의 자전거 수리점 주인이 요료법을 시작했다고 들었을 때 설마 그런 방법으로 몸이 좋아질까 하면서 흥미진진하게 관찰하고 있었습니다. 어느 날 자전거를 고치러 그 집에 들렀을 때 그 후의 경과에 대해 물었습니다. 그랬더니 감기에 그렇게 약하던 체질이 올겨울에는 감기 한 번 걸리지 않았다고 했습니다. 탄복하는 나를 본 주인은 한번 해 보는 것이 어떻겠느냐며 적극 권했습니다. 그래서 다음날부터 곧 하겠다고 말했습니다.

나는 금년 67세가 됩니다. 20여 년 전에 자궁 제거 수술을 받았습니다. 그 때부터 장이 나빠져 매일 저녁만 되면 꼭 헛배가 부르고 뱃속에서 천둥치는 소리가 꿀꿀거리다가 급하게 방귀가 나옵니다. 당연히 사람들 앞에서도 멈추지 않아 이것이 나의 고민이었습니다. 또 좀 찬 음료나 자극적인 음식을 먹으면 곧 설사를 하기 때문에 정말 장암이 되는 것이 아닌가 싶어 걱정하고 있었습니다.

요를 마실 때 처음에는 좀 거부반응이 있었지만 2회 때부터는 그렇게까지 싫지 않았습니다. 음뇨는 1일 1회 반 컵 정도지만 첫 요를 마시고 있습니다. 처음 마신 것은 금년 3월의 일입니다. 자전거 수리점 주인은 3개월쯤 마셔 보지 않으면 효과를 확인할 수 없다고 했지만 나의 경우는 2개월쯤에서 헛배가 없어지고 설사도 멈추었습니다. 남편과 아이들과 함께 8박 9일로 여행을 갔을 때도 요료법용 컵을 꼭 지참했습니다. 그리고 여행중 하루도 빠짐 없이 요를 마셨는데 한 번의 설사도 없었습니다.

또 이런 일도 있었습니다. 저희 집은 농가이기 때문에 여름에는 신발을 신고 작업할 때가 많아서 무좀에 잘 걸립니다. 나도 매년 여름이면 무좀 때문에 발가락 사이가 가려워 견디다 못해 긁으면 물집이 생겨 결국 시판하는 무좀약을 사서 바르지만 잘 낫지 않아서 늘 고민했습니다.

그래서 한번은 시험 삼아 오줌을 탈지면에 묻혀서 발가락 사이에 몇 번 바르니까 가려움이 없어졌습니다. 물론 전에 신던 신발을 그냥 신으면 재발할 가능성이 있어 그 점은 주의하고 있습니다만 어쨌든 요의 효과에는 그저 놀랄 수밖에 없습니다. 오랫동안 나빴던 장도 이젠 좋아지고 무좀도 낫게 해준 요료법을 앞으로 계속하려고 생각하고 있습니다.

■ **의사의 한마디** · · · · · · · · · · · · · · · ·
"요로 만든 감기약이나 정장제도 있다."

요에는 몸에 유익한 성분이 포함돼 있습니다. 실제 감기에 쓰이는 항알레르기제제(SM Antigen 등), 위장을 튼튼하게 하는 정장제 등이 요에서 만들어져 쓰이고 있는 정도입니다. 또 요에 직접 발을 담그면 심한 무좀도 나았다는 보고도 많이 접수되고 있습니다. 요는 더럽지 않습니다. 또 아무 해가 없다는 믿음을 가져도 좋습니다. 나도 5년간 요료법을 실천하고 있습니다만 이 점에 있어서는 전혀 피해가 없습니다.

— 사노 외과의원 원장

6. 우울증, 백내장, 전립선 비대, 정력 증강에도 효과

[혈우병] 70년의 혈우병으로 허약한 근육과 내장기능이 향상

— 후쿠시마(福島) 현, 무직, 79세, 佐藤態鐵

■ 요료법을 시작해서 3일 만에 '이것이 듣는구나' 실감

1988년 4월호의 '소가이' 지를 읽고 요료법을 실시했습니다만, 그때 몸을 다쳐 다시 입원했기 때문에 3일 만에 중단했습니다. 1989년 11월호에서 다시 요료법의 기사를 읽고 주저함 없이 또 시작했습니다. 그 후 1년간 하루도 빠짐 없이 계속해서 오늘에 이른 것입니다.

돈과 시간이 절약되고 약과 다르게 부작용이 전혀 없는 무해 물질이고 또 '자신이 에이즈에 걸려서 요료법을 한번 시도해 보고 싶다' 라는 나까오 선생의 단호한 신념에 공감했기 때문입니다. 에이즈와 혈우병은 어찌 보면 비슷하므로 에이즈가 낫는다면 나의 병도 낫지 않을까 하는 기분으로 실행하고 있는 것입니다. 나는 금년 79세, 7세 때 혈우병에 걸렸습니다. 혈우병이란 혈액을 응고시키는 물질이 부족해서 한 번 출혈하면 멈추기 어려운 병입니다. 현재 혈우병 환자는 혈액제제의 덕택으로 건강한 사람과 같은 직장 생활도 가능하지만 옛날 나는 약이 흔치 않던 시대에 골절과 발치의 대수술로 많은 출혈 때문에 세 번씩이나 죽을 고비를 넘긴 경험이 있습니다.

20세 때, 어느 의학박사의 진단으로 '불치병'이라 선고돼 그 뒤부터는 서양의학에 등을 돌리고 동양의학에 의존해서 다이어트, 침구, 마사지, 호흡법, 물리요법, 단식 등 해 보지 않은 것이 없을 정도입니다. 그리고 나의 70년 투병생활의 마지막에 만난 것이 요료법입니다. 요료법을 시작한 지 3일 만에 심한 설사를 했습니다. 그것이 호전반응입니다. 오랫동안의 다이어트의 체험에서 '이것은 듣는구나' 하고 실감했습니다. 7일째는 매년 겨울이면 겪는 피부의 가려움증도 깨끗이 치유되었습니다. 정말 놀라웠습니다. 그 후 다음과 같은 여러 가지 몸 상태의 호전 변화를 자각하고 있습니다.

간장, 신장의 장애자 특유의 검푸른 피부가 희게 되었는데 이것은 신장 기능이 활성화되고 위나 장 등 소화기가 좋아졌다는 증거라고 생각합니다.

· 매일 통변이 좋아서 때로는 길이 30㎝ 되는 배설도 할 수 있습니다.
· 1일 1500㎖ 정도의 요를 배설하고 있습니다.
· 매일 5시간 정도 발의 마사지, 서사, 집필을 해도 팔의 피로를 모릅니다.
· 치경이나 입 속의 점막에서 출혈이 적으며 곧 지혈됩니다.
· 두발, 음모도 검은 색이 많아집니다.
· 전국 혈우병 환자에게 복음

투병생활 70년, 혈우병자 중 최고령의 터줏대감이지만 전신창이, 팔, 다리 관절의 부자유, 걸으면 아프고 눈은 백내장, 양쪽 귀는 노인성 난청, 그 밖에 편두통, 귀울음 등의 장애가 있습니다. 그런데 지금은 지

팡이를 짚고 실내 보행이 가능할 정도로 회복되었습니다. 앞으로 또 어떤 변화가 있을지 즐거운 마음으로 고대하고 있습니다. 나는 1일 500㎖의 요를 마십니다. 밤중 1시, 3시, 5시 3회이며 1회에 180㎖ 정도입니다. 낮에는 수시로 100㎖쯤 마십니다. 이 요료법은 전국 6,000명 이상의 나와 같은 환자들에겐 복음과 같은 건강법이란 신념을 가지고 금후에도 계속하려고 생각합니다.

■ **의사의 한마디** · · · · · · · · · · · · · · · · ·
"자연치유력이 증가하는 한 효과를 가져온다."

혈우병이란 혈액의 응고가 불완전하기 때문에 출혈이 멈추지 않는 병입니다. 병이나 상처를 입으면 출혈이 멈추지 않아서 대단히 위험한 때도 있습니다. 현대의학에서는 혈우병을 근본적으로 치유가 어려운 병이라고 보고 있습니다. 한편 요료법이 혈우병에 어느 정도의 효과가 있는지 아직 정확한 통계는 없습니다. 하지만 지금까지의 내 경험으로 볼 때 요료법을 실행하면 확실하게 자연치유력이 증가하기 때문에 혈우병에도 여러 면에서 어떠한 효과를 가져오지 않겠느냐고 생각합니다. 사토씨는 몸에 좋다는 것이면 무엇이든지 하고 계시는 모양인데 그것들과 병용해도 물론 좋을 것입니다.

— 나까오 내과의원 원장

[회춘(回春)] 등산으로 소모된 체력도 요를 마시면 곧 기운 회복

— 도쿄, 우리우 치료실 원장, 55세, 瓜生良介

■ 치주염으로 흔들리던 치경이 치유

요료법을 하고 있는 사람에게서 "요료법은 참 좋아요. 꼭 해 보세요"란 권유를 몇 번 받았습니다만, 나는 이상한 동기로 시작했습니다. 어느 날 젊은 침구사들과 맥주를 마시면서 얘기를 하고 있는데 한 젊은이가 요료법의 선구자인 미야마쯔 선생으로부터 요료법의 효과에 설득당해서 '내일은 무슨 일이 있더라도 꼭…' 하고 몇 번이나 의붓아비 제삿날처럼 정해 놓고는 결국 실행을 못했다는 것입니다. 그 얘기를 듣고 나는 마음속에 '뭐 젊은 사람이 그렇게 결단력이 없담. 그렇다면 내가 해 볼까?' 라는 생각이 들었습니다. 다음날 아침부터 요료법을 시작했습니다. 나는 할 바엔 처음 1주일간은 새벽 첫 요를 전부 마시기로 했습니다. 그러면서 첫 요를 마시기 시작한 것입니다.

그 전날 밤에 실컷 맥주를 마셨더니 오줌이 8잔이나 나왔습니다. 그것을 모두 마셔 버렸습니다. 이렇게 광적으로 나의 요료법은 시작된 것입니다. 병을 고치기 위한 것은 아니었으나, 그 후 나타난 몸의 변화에 놀랐습니다. 나는 등산을 좋아해서 가끔 산행을 합니다. 전에 바위에 부딪쳐 골병든 어깨, 무릎 등이 가끔 신경통이나 어깨결림 등으로 아플 때가 있었습니다.

여러 가지 치료를 했지만 그때 뿐이고 가끔 그 후유증이 재발할 때도 있었습니다. 그런데 요료법을 시작한 지 3개월 정도 됐을 때 곰곰이 생각해 보니 어깨, 무릎에 일어나던 그 통증이 간 곳 없이 사라진 것입니다.

또 40대에 들어서 치주염으로 흔들거리는 치아가 많았습니다. 요료법을 계속하니까 흔들거리던 치아가 치유되고 지난날엔 웬만한 음식은 씹지도 못했는데 지금은 마음대로 먹을 수 있게 되었습니다. 또 요료법을 계속하면 몸의 피로가 없는 것이 신기합니다. 예를 들면 산행 때 체력소모가 많아서 기진맥진할 때가 있습니다. 그럴 때에 요를 마시면 곧 기운이 나고 피로가 가십니다. 하루 정도의 산행이면 구태여 물을 가지고 갈 필요가 없습니다. 갈증이 나면 요를 한 잔 마시면 해결이 됩니다. 이러한 나의 체험으로 난치병 환자에게 요료법을 꼭 권하고 있습니다.

■ **의사의 한마디** · · · · · · · · · · · · · · · · · · ·

"유익한 물질을 확실하게 섭취할 수 있는 새벽의 첫 요."

나도 요료법에 대해서 여러 가지 체험담을 듣고 있습니다만 8잔의 요를 첫날부터 단번에 마신 사람은 처음입니다. 호걸이란 말이 생각납니다. 머리를 쓰지 않고 휴식할 때, 즉 수면중에는 몸에 유익한 물질이 요 속에서 분비되는 모양입니다.

예를 들면, SPU 호르몬이라는 수면물질 등입니다.

따라서 아침 첫 요를 전부 마신다는 것은 그러한 유익한 물질을 확실하게 섭취할 수 있다는 점에서 큰 의의가 있습니다. 술을 고주망태가 되도록 마신 다음 날 아침의 요를 마시는데 혹시나 하고 걱정하는 사람이 있습니다만 알코올은 체내에서 거의 물과 알데히드(Aldehyde)란 물질로 분해되기 때문에 요에서 고농도의 알코올이 나오는 것은 아닙니다. 때문에 과음한 다음 날 아침의 요도 전혀 문제가 없지만 조금만 배뇨하고 받아서 마시는 것이 좋습니다.

— 나까오 내과의원 원장

[피로] 요료법으로 몸이 가볍고 피로가 없으며
71세인 지금도 현역 근무

— 야마나시(山梨) 현, 간호부장, 71세, 野中照子

■ 아침 저녁과 밤, 이렇게 1일 3회씩 음뇨

나는 전에 담석증에 걸렸을 때 내과 의사가 위경련으로 오진하고 차게 해야 할 환부를 오히려 따뜻하게 한 일이 있었습니다. 그로 인해 증상이 악화돼 현재 근무하고 있는 병원에서 긴급 수술을 받았습니다. 수술을 9시간 가까이 했기 때문에 과다 출혈로 10,000㎖의 수혈을 받았지만, 그래도 목숨을 건진 것은 원장이신 사노 선생의 덕택이기에 감사하고 있습니다.

수술 후 2, 3년 통원을 계속하는 동안 어쩌다 이 병원에서 일하게 되었습니다. 사실 원장 선생님을 더 가까이에서 보니까 선생님의 인격에 그저 머리가 숙여질 뿐입니다.

그분은 5년 전부터 아무도 모르게 혼자서 요료법을 실천하고 있었습니다. 그리고 요가 유해하기는커녕 놀라운 치료 효과가 있음을 몸소 확인하시고는 저희들에게도 권하신 분입니다. 나는 선생님 덕택으로 회복되긴 했지만 큰 병의 뒤끝이라 좋다는 것은 무엇이든지 해 보려고 요를 마시기로 했습니다.

지금부터 2년 반쯤 전의 일입니다. 처음 요를 마실 때는 역시 약간의 거부감이 있었습니다. 그러나 한번 경험하면 이런 것이구나 하는 생각이 들어 2회째부터는 담담한 기분으로 마실 수 있었습니다. 아침과 저녁 그리고 밤중 이렇게 하루 3회 각각 한 컵씩 마시고 있습니다.

■ 염색을 하지 않아도 백발이 눈에 안 띌 정도

요료법의 효과는 1개월 후에 나타났습니다. 그 동안의 나는 특별히 통증이 있던 것은 아니지만 올해 71세란 나이도 있고 때로는 아침에 일어나면 피곤하고 몸이 무거울 때가 가끔 있었습니다.

그런데 요를 마신 뒤부터는 몸이 퍽 가벼워진 것을 알았습니다. 처음에는 그 이유를 알 수가 없었습니다. 게다가 피로가 쌓이면 나타나는 근육이 오싹하고 죄여드는 증상도 없어졌는데 이것은 요료법의 효과가 틀림없다고 확신한 것입니다. 그 밖에도 여러 가지 효과가 나타났습니다. 예를 들면 나의 모발은 벌써 몇 년 전부터 백발이 되어 2개월에 한 번씩 염색을 하지 않으면 안 되었는데 지금은 3~4개월 동안 염색하지 않아도 백발이 그렇게 눈에 띄지 않습니다. 또 전에는 최대 혈압이 200㎜이던 것이 최근에는 140㎜까지 내려가서 거의 정상치에 가깝게 됐습니다.

또 담석 수술 때 10,000㎖나 수혈을 했기 때문에 간염에 걸렸지만 이것도 요료법으로 깨끗이 나았습니다. 요료법을 실천하고 있는 것은 나뿐만이 아닙니다. 언젠가 다리 신경통인가 류머티즘으로 수족이 아픈 딸에게 요료법을 권한 적이 있습니다. 처음에는 딸이 크게 놀란 모양이지만 나도 마시고 있다는 것을 얘기해 주니까 납득하고 먹기 시작한 모양입니다. 뒷날 그 결과를 물으니까 통증이 모두 없어졌다는 것이었습니다. 몸에 좋으니까 앞으로도 계속하라고 충고했습니다.

■ 의사의 한마디 ·
"요료법으로 건강해진 고령자가 급증."

노나까 씨는 아마 외과의원의 간호부장이라 기억하고 있습니다. 노나까 씨는 71세란 고령임에 불구하고 현재 간호부장으로 활약하고 있습니다. 요가 얼마나 피로 회복에 좋은가를 아실 것으로 믿습니다. 머리카락도 검게 되고 야근이 1주에 2~3회가 있는데, 어떠한 설명보다 이것으로도 충분한 증거가 아니겠습니까? 요료법이 더 보급되면 노나까 씨와 같은 건강한 고령자가 점점 증가할 것으로 생각합니다.

— 나까오 내과의원 원장

[기침, 담] 15년간 고생한 증상이 4개월의 요료법으로 완치되어 그 위력에 감탄

— 나가사키(長崎) 현, 단체 감사, 72세, 伊藤康夫

■ 기침과 담의 치료를 포기하고 있었다

지금부터 15년 전의 정월, 새해의 신년사를 하고 있는 도중에 갑자기 목소리가 나오지 않게 됐습니다. 목은 카랑카랑하고 눈에서는 그저 눈물만 떨어지고 목소리는 전혀 나오지 않는 것이었습니다. 너무나도 큰 쇼크를 받았습니다. 곧 근처 병원에서 진찰을 받았더니 "성대를 무리하게 사용해서 그러니 말을 많이 하지 않는 것이 좋을 것입니다"라고 말했습니다. 다행히 목소리는 곧 나오게 됐습니다만 성대를 무리하지 말 것, 소리를 크게 내지 말 것 등 세심한 주의를 하라고 했습니다. 그러나 나는 많은 사람 앞에서 인사도 해야 하고 담화도 해야 할 일들이 많아서 때에 따라서는 무리를 해서 목소리를 높인 적도 있었습니다. 그 때문에 말하는 도중 얘기를 원활하게 할 수 없어서 괴로워한 적이 몇 번 있었습니다.

그래서인지 가을, 겨울 그리고 이른 봄의 추운 계절

이 되면 심하게 기침을 하고 담이 끓어서 해마다 매우 괴로움을 당하고 있는 것입니다. 그로부터 15년간 추우면 철새처럼 나타나는 기침과 담을 걱정하면서 평생의 지병으로 치료를 포기하다시피 하고 있었습니다.

의사에게 정식으로 진단을 받은 것은 아니지만 내 추측으로는 만성 기관지염이 아니었나 생각했습니다. 그런데 작년 말 친지로부터 1989년 9월호 '소가이'를 읽어보라고 건네 받았습니다. 거기에는 요료법을 스스로 실천한 의사들의 체험담이 실려 있었습니다. 그중 한 명은 요통으로 고생하다가 요료법으로 치유한 모양입니다. 나도 요는 더럽다, 불결하다는 생각이 골수에 박힌 사람이었기 때문에 의료를 맡은 의사들이 실제로 요료법을 하고 있다는 사실이 충격적이었습니다.

그러면서도 한편으로는 내 머릿속에 박힌 낡은 관념을 이제 버리지 않으면 안 되겠다고 생각했습니다. 더구나 '요는 혈액을 신장에서 여과시킨 윗물이니 결코 불결한 것이 아닙니다'란 '소가이' 지의 내용을 음미하면서 나는 곧 요료법을 결심하고 매일 아침 한 컵의 요를 마시기 시작했습니다. 처음에는 지린내가 역겨워 혼났습니다만 현대의학의 의사들도 마시니까 안심하고 계속했습니다.

요료법을 시작해서 1개월쯤부터 차차 효과가 나타나기 시작했습니다. 기침도 뜸해지고 담도 적게 나오게 된 것입니다. 이렇게 계속하면 얼마 안 가서 치료가 되겠지 하고 있을 무렵인 3개월째 되던 날 병이 다시 재발하면서 담이 나오기 시작했습니다. 그러고는 감기 증상 같은 것도 있었습니다. 이것이 바로 호전반응이 아니었나 생각합니다. 그것도 15일 만에 그치고 그 뒤로는 기침도 담도 전혀 나오지 않게 됐습니다. 나는 이렇게 요료법의 덕택으로 지금은 상쾌하고 쾌적한 생활을 영위하게 된 것입니다. 더구나 금년 겨울에는 나를 제외한 온 식구 6명이 감기에 걸렸지만 나만은 요료법의 덕택으로 감기 한 번 걸리지 않았습니다. 요료법을 체험하고 그 위력을 실감한 나는 가끔 가족이나 친지에게 요료법을 권해 보지만 정말 실행하기가 어려운 모양입니다. 무슨 병이든 악화되기 전에 미리 손을 써서 치료하는 것이 좋다고 생각합니다만….

■ 의사의 한마디 · · · · · · · · · · · · · · · · ·

"요가 혈액을 조정해서 목구멍의 염증을 다스리다."

　현대의학에서 치료가 안 되는 난치병으로 고생하는 환자들은 이토 씨와 같이 '오줌은 더럽다'라는 낡은 관념을 빨리 버리는 것이 좋다고 생각합니다. 요료법에는 기관지염 등의 염증을 다스리는 힘이 있습니다. 염증은 다시 말하면 혈행의 병적인 과잉 상태입니다. 요료법은 과잉 혈행을 적절하게 하는가 하면 역으로 혈행이 나쁠 때는 또 활발하게 해 주면서 전신 밸런스를 취해서 정상으로 만듭니다.

— 나까오 내과의원 원장

[우울증] 약으로 낫지 않던 우울증을 요료법으로 완치하고 불면증도 없어짐

— 고치(高知) 현, 자영업, 70세, 森本佐登美

■ 먼저 10일째부터 요통이 사라지다

나는 지난 1989년 9월부터 7개월간 우울증으로 입

원하고 있었습니다. 작년 10월경이라 생각됩니다만 친구로부터 "나도 해 보니까 굉장히 효과가 좋아요. 당신도 해 보세요"란 요료법 얘기를 들었습니다. 자기의 요를 마신다는 말을 듣고는 깜짝 놀랐습니다. 그 친구는 벌써 마시고 있었고 무릎의 병도 없어졌다고 했습니다. 나는 우울증이니까 아무튼 요료법의 기사가 실린 '소가이' 지를 한번 읽고 내용을 검토하기로 했습니다.

요료법의 기사를 읽으니까 먼저 더러운 것이 아니란 것을 알게 됐습니다. 또 많은 체험기가 실려 있어서 용기를 얻어 나도 실행해 보자는 마음이 생겼습니다. 그러나 내가 요료법을 실행하게 된 직접적인 동기는 역시 친구가 실제로 마시고 있다는 것이 큰 힘이 됐습니다.

처음에는 화장실에서 요를 마셨을 때 지린내가 진동했습니다만 그렇게 심한 것은 아니었습니다. 마시고 난 뒤에도 냄새가 가시지 않았는데 이것도 물로 양치질하니까 없어져서 그 점도 생각보다 힘들지 않았습니다. 하지만 요를 마실 때 전혀 저항을 받지 않았다는 사람은 거의 없을 줄로 압니다. 나의 경우도 익숙해지기까지는 약 반년이 소요됐습니다.

매일 아침 요를 마시는 양은 컵 하나입니다. 나의 경우는 새벽의 첫 요에는 다소 탁한 것이 나오기에 처음 것은 버리고 중간 요를 마시고 있습니다. 효과는 생각지도 않은 데서 나타났습니다. 나는 이전부터 덜덜 떠는 요통으로 고생해서 2개월에 한 번 정도 병원에서 진통 주사를 맞아야 하는 상태였습니다. 그러나 요료법을 시작하고 10일경부터는 통증이 가라앉아 그 뒤로는 한 번도 병원에 간 일이 없었습니다.

잡지 기사나 친구 말에 어느 정도 효과가 있을 것이란 예상은 했습니다만 실제로 통증이 사라지니 역시 놀랍고 기적 같았습니다.

한편 우울증에도 큰 변화가 왔습니다. 나의 우울증은 항상 불안한 상태가 계속되며 주로 밤에는 잠을 이룰 수 없는 것이지만 요를 마시고 1개월쯤부터는 기분이 안정되어 밤에도 잘 자게 됐습니다. 하지만 지금도 병원 출입은 하고 있습니다. 1일 3회 먹게 되어 있는 약을 받아오지만, 그 약도 1일 1회, 그것도 밤에만 먹고 있으며 때로는 잊어버리고 먹지 않을 때도 있습니다. 그러나 그러한 날도 잠은 여전히 잘 잡니다. 병원에 갈 때마다 의사도 상태가 점점 더 좋아진다고 말했는데 이것도 요료법 때문이라 생각합니다.

나는 현재 70세니까 치매가 올 나이입니다. 그러나 요료법을 하고 있으면 치매도 피할 수 있을 것 같은 기분이며 앞으로도 계속해서 요료법을 하려고 합니다.

■ **의사의 한마디** · · · · · · · · · · · · · · ·
"인뇨에는 우울증 약도 있다."

요료법을 권해 준 친구에게 감사하십시오. 요는 자기의 체내의 모든 세포를 돌고 있는 혈액의 분신과도 같은 것이니까 요에는 인간이 건강하게 생활하기 위한 필요 성분이 무수히 포함돼 있습니다. 우울증은 문명이 고도로 발달한 현대사회 특유의 병으로서 변함없이 증가하고 있습니다. 요료법이 우울증에 효과가 있다는 것은 요에는 뇌를 자극해서 진정, 진통작용을 하는 성분이 있기 때문입니다. 실제 우울증의 약으로는 요로 만든 것이 있을 정도입니다. 인생 백년의 시대가 됐습니다. 앞으로도 요료법을 계속하셔서 즐겁고 상쾌한 노후를 보내시기 바랍니다.

— 사노 외과의원 원장

[백내장] 탁한 안구가 깨끗해지고 비문증(飛蚊症)도 호전

※ 비문증: 안구의 유리체가 흐려 그것이 망막에 비쳐 언제나
눈앞에 모기가 날고 있는 것처럼 보이는 증상

— 홋카이도, 주부, 76세, 야다니 기요

■ 혈압도 정상치까지 내렸다

20여 년 전부터 눈앞에 먼지 같은 것이 날고 있는 것이 보이기 시작했습니다. 이상한 것이 보이는구나 싶었는데 언제까지나 없어지지 않아서 2년쯤 되어 대학병원 안과에 갔습니다. 안과에서의 검사 결과 비문증이라고 했습니다.

그러고는 별로 대단한 것도 아니고 시력도 크게 떨어진 것이 아니니 좀 두고 보자고 했습니다. 그래서 별로 신경을 쓰지 않았는데 그 뒤에도 증상은 진척이 없었습니다. 그런데 작년 말부터 눈앞에서 나는 것같

이 보이는 먼지의 색깔이 진하게 보이기 시작했고 시력도 떨어졌습니다. 이것은 백내장(카메라의 렌즈와 같은 눈의 수정체가 흐려지는 병)이 진척되고 있는 탓이었습니다.

금년 3월 '소가이' 지의 신문 광고에서 요료법이란 문자가 있는 것을 보고 도대체 어떤 것인가 싶어 흥미를 갖고 읽었습니다. 처음에는 요료법을 해 보려는 의도는 없었지만, 여러 가지의 체험기를 읽고 나도 한번 해 보자는 마음이 생겼습니다. 그것은 눈의 치료보다 노화 방지나 건강에 좋을 것이라는 생각에서입니다. 3월 11일, 한 컵 반을 눈을 딱 감고 마셨습니다. 다행히 첫 잔이 별로 쓰거나 짜지도 않고 냄새도 없어 마시는 데 어려움은 없었습니다. 점점 익숙해지자 아침저녁으로 두 번 마시기로 했습니다. 요료법을 시작해서 3일째 되는 날부터 나는 웬일인지 어깨가 편안한 것을 느꼈습니다. 심하게 아픈 것은 아니었지만 전부터 어깨가 묵직한 편이었습니다.

나의 집 앞은 언덕길이어서 언제나 걸어 올라가는 것이 힘들었는데, 요즘은 숨도 별로 차지 않고 편하게 올라올 수 있으며 집 안의 3층 계단도 쉽게 오를 수 있게 됐습니다.

3월 22일, 홋카이도는 아직 추운 시기입니다. 외출하면 언제나 눈물이 나와서 괴로웠는데 요즘은 바람을 안고 걸어도 눈물이 별로 나오지 않습니다. 3월 23일, 전에는 최대 160~170㎜, 최소 90㎜ 전후이던 혈압이, 최대 133㎜, 최소 77㎜로 내려갔습니다 (강압제는 계속 먹고 있습니다만). 3월 28일, 외출해도 이젠 눈물도 나오지 않습니다. 어깨의 통증도 모르고 있습니다. 3월 30일, 눈의 흰자위도 깨끗해졌고 눈이 잘 보이게 됐습니다. 죽은 남편이 늘 "여보! 당신 눈은 꼭 썩은 청어 눈 같아!" 하고 놀리던 그 눈의 흰자위가 깨끗해진 것입니다. 이런 변화와 함께 눈앞에서 날리던 먼지 같은 것도 거의 보이지 않게 됐습니다. 20여 년 전부터의 비문증이었지만 그것이 백내장과 함께 진행되고 있었던 모양입니다. 이것이 최근까지 별로 진행되지 않고 있었던 것이 정말 다행이었습니다. 비용이 들지 않는 요료법으로 비문증뿐만 아니라 여러 가지 증상까지 호전되어 그저 놀랍고 감사할 뿐입니다.

■ 의사의 한마디 · · · · · · · · · · · · · ·

"비문증, 어깨결림은 확실히 개선된다."

요료법은 원인불명이고 따라서 유효한 치료법이 확립되지 않은 여러 가지 난치병에 놀라운 효과를 발휘하는 일이 종종 있습니다.

다시 말하지만 요는 절대로 노폐물도 아니고 독도 아닙니다. 오늘날 현대의학의 진보가 병을 따라가지 못한다는 것은 아무도 부정하지 못할 것입니다.

그러한 상황에서 난치병으로 고생할 때는 서슴 없이 곧 요료법을 시도할 마음가짐이 필요합니다. 백내장, 비문증, 어깨결림, 숨이 차는데 확실히 효과가 있을 것입니다.

— 나까오 내과의원 원장

[메니에르 병] 어지럼증이나 토기(吐氣)가 개선되고 요통과 무릎통도 호전

※ 메니에르 병(Méniere's Syndrome): 자율 신경이나 호르몬 변조 등으로 일어나는 평형장애, 귀울음, 난청, 어지럼

증이 생기는 증상

— 후쿠시마(福島) 현, 전 화양재(和洋裁) 교사, 72세, 門馬志都子

■ 여행 중에도 피로를 모르며 지냈다

나는 취미로 하이쿠(일본 고유의 짧은 시)를 시작한 지 20년이 됩니다. 언제인가 하이쿠의 동인지에 요료법을 소개한 글이 실린 적이 있습니다. 그때 나는 몸이 별로 좋지 않아서 난치병을 치료한다는 요료법에 흥미를 가지게 됐습니다. 그래서 요료법의 선구자인 미야마쯔 선생의 저서를 세 번이나 읽었습니다. 그렇다고 아무 저항감 없이 요료법을 시작한 것은 아닙니다. 잠시 요를 뚫어져라 쳐다보고는 조금 입 속에 넣었다가 몇 번씩 토해 버리곤 했습니다. 그러다 결국 결심한 지 2주일 후부터 시작하게 됐습니다. 나는 4, 5년 전부터 담마진(蕁麻疹: 급성 피부병의 일종, 두드러기)에 걸려 힘들어 하고 있었습니다.

압박 담마진이라 해서 시계를 차면 손목에, 허리띠를 매면 그 자리의 피부에 빨간 두드러기가 솟는 것입니다. 병원에서 치료하고 약을 먹었지만 모두가 임시조치뿐 근본적으로 낫지 않았습니다. 또 6, 7년 전부터 골다공증(뼈에서 칼슘이 빠져 나가 뼈가 물러지는 병)의 증상이 나타났습니다. 전에 나는 양재교실을 하고 있었습니다만, 그곳을 수리할 때 좀 무거운 재봉틀을 옮기다가 심한 요통이 일어났습니다. 때문에 2개월 반 동안 입원한 일이 있습니다. 퇴원은 했지만 그 후유증으로 때때로 요통이 심해 계단을 오를 때는 고생했습니다. 특히 계단을 내려올 때는 뒷걸음치지 않으면 내려오지 못할 지경까지 이른 것입니다. 또 작년 정월, 메니에르 증상이 나타났습니다.

어느 날 손님과의 만남에서 사소한 문제가 생겨서 신경을 좀 썼더니 그만 심한 현기증이 일어났습니다. 병원에서 뇌피와 두부의 초음파촬영 등 여러 가지 검사를 받았지만 이상은 없다고 하며 메니에르 병이라고만 했습니다. 이와 같이 복합적인 여러 증상이 있기에 요료법이 좋다는 말을 듣고 별다른 망설임 없이 실행했습니다. 그런 대로 마실 만했습니다.

요료법은 아침에 한 번, 낮에 한 번 이렇게 하루 2회 계속하고 있습니다. 그 결과 심했던 담마진은 없어져 두드러기도 나지 않게 되어 허리띠를 매는 것도 걱정 없이 됐습니다. 그래서 전에는 꿈도 못 꾸던 정원 일을 아침에 한 시간 가량 기분 좋게 하게 됐습니다. 메니에르 병도 일주일에 한 번은 병원에 가서 주사를 맞지 않으면 불안했었는데 그것도 요료법을 시작하고는 현기증이나 토기가 사라지니까 10일에 한 번, 때로는 2주에 한 번꼴로 출입 횟수가 줄어들었습니다. 3개월이 지나니 요통이나 무릎통이 낫게 됐습니다. 계단을 내려올 때도 정상적으로 내려오게 되고 통증도 없어졌습니다.

며칠 전에도 역사연구회의 회원들과 여행을 갔습니다. 나는 언제나 주머니에 요료법용 플라스틱 소형컵을 감추고 다니면서 기차나 숙소의 화장실에서 요료법을 계속하고 있습니다. 그 때문에 여행중 거의 피곤한 줄 모르고 재미있게 활동할 수 있었습니다. 더구나 긴 언덕길을 올라가야 할 장소에서 나보다 젊은 사람은 걷지 못해 쉬고 있는데도 나는 손쉽게 올라갈 수 있었습니다.

■ 의사의 한마디 · · · · · · · · · · · ·
"요료법에 놀라운 효과가 있다는 사실은 정석."

요료법이 여러 가지 병을 개선하고 있는 그 원인에 대해서는 아직 잘 모르고 있습니다. 하지만 난치병에 요료법이 탁월한 효과를 나타내는 것은 틀림없는 사실입니다. 메니에르 병의 현기증, 접촉 담마진, 그리고 꽃가룻병 등 알레르기성 병도 요료법을 실행하면 보다 간단하게 치유되는 경우가 많습니다.

요료법이 우수한 효과가 있다는 것은 직접 실행하지 않은 사람이 아니면 모릅니다. 그러나 해 보지도 않은 사람, 즉 요의 일면밖에 모르는 사람이 요료법에 대해서 멋대로 말하는 것은 탁상공론에 지나지 않습니다. 현대의학의 척도에서 인지하지 못해도 요료법은 놀라운 효과가 있다는 사실은 틀림없습니다. 병으로 고생하는 사람에게는 어떤 이론보다 먼저 치료해서 편안하게 하는 것이 선결문제이고 중요한 일입니다. 공리공론에 현혹되지 않기를 바라고 있습니다.

— 나까오 내과의원 원장

[전립선 비대] 잔뇨감(殘尿感) 등의 모든 증상이 10일간의 요료법으로 모두 해소

— 가나가와(神奈川) 현, 자영업, 60세, 岡本泰治

■ 요의 효과를 체험으로 알았다

1988년 4월호 '소가이' 지에 처음으로 실린 요료법 기사를 읽었을 때 '음! 역시…' 하고 생각했습니다. 왜냐하면 나는 젊어서부터 자기의 요를 마시면 몸에 좋다는 얘기를 들었기 때문입니다. 그렇다고 곧 요료법을 하고 싶은 생각이 들지 않아서 그 잡지에 체험기를 보낸 모리 씨에게 직접 전화를 걸어 여러 가지 자세한 얘기를 들은 다음 그날 밤부터 요를 마시기 시작했습니다. 내가 요료법에 흥미를 가진 것은 3년 전에 신장 결석, 그리고 1년 전에 전립선 비대(요도를 둘러싼 남성 생식기의 일부가 비대해지는 병)에 걸려 통원 치료를 하고 있지만 여전히 낫지 않고 있었습니다.

처음에는 반 컵을 마셨습니다. 몸에 좋다고는 하지만 막상 마시려고 하니 쉬운 일이 아니었습니다. 큰일이구나 싶어 눈을 딱 감고 모두 마셔 버리고 화장실을 나오니까 그때서야 겨우 기분이 좀 나아졌습니다.

다시 요료법의 기사를 되풀이해서 읽어 보니까 요를 마시는 방법에 대해서 자세한 설명이 있었습니다. 즉 마시기 어려우면 요가 담긴 그 컵에 얼음 한 덩어리를 넣어 마시면 좋다는 것이었습니다. 다음 날 아침에는 얼음덩어리 몇 개를 넣고 먹었더니 색은 조롱차(烏龍茶: 홍차의 일종이며 독특한 향기가 있음)와 비슷하고 냄새와 맛도 그런 대로 마실 만했다고 기억됩니다. 계속해서 '온 더 락(On the rocks: 일종의 양주를 마시는 방법)'로 요료법을 실행했습니다. 요료법을 시작해 4일째의 아침, 언제나 무거운 허리를 느끼면서 일어났는데, 그날 아침에는 전혀 아무런 느낌도 없는 것에 대단히 놀랐습니다. 실은 3년 전에 결석이 있은 뒤 정확하게는 골반의 뒤쪽 부위에 덩어리 같은 것이 있어서 매일 아침 탕에 들어가서 그 부위를 마사지하고 하루의 일과를 시작했는데 그 덩어리가 없어졌으니 그 기쁨을 누구에게 전하지 않고는 견딜 수가 없었습니다.

먼저 머리에 떠오른 이가 나까오 선생이어서 그 때부터 1주일에 한 번꼴로 병상 보고를 전화로 하고 있습니다. 나까오 선생은 처음 묵직한 허리 증상이 없어졌다는 보고를 하니까 "그런 것은 큰 효과에도 들어가지 않아요"라고 했습니다.

사실 10일쯤 지나니까 이번에는 항문 앞 10㎝ 정도에 있었던 이화감과 그것으로 인해 생긴 잔뇨감이 사라진 것입니다. 이것들은 전립선 비대증상이니까 나를 3년간에 걸쳐 괴롭혀 온 증상이 단 10일로 거의 해소된 것을 알았습니다. 당연한 일이지만 나는 처음부터 요의 효과를 전적으로 믿었던 것은 결코 아닙니다. 때문에 그 동안에도 꼭 주 2회 통원하고 있었습니다.

그러나 그 중의 하나는 그 병원 원장을 주치의로 지명해서 치료를 했음에도 불구하고 뾰족한 수가 없었던 것입니다. 요료법과의 차이는 정말 현저했습니다. 요의 효과를 체험하고 나니 이렇게 좋은 방법을 나 혼자만 간직하기엔 미안한 생각마저 들었습니다. 무엇보다 요료법은 돈 안 들고, 시간 절약, 많은 노력도 필요 없다는 3박자를 갖추고 있는 것입니다. 그렇다고 아무나 붙잡고 요를 마시라고 권하기 힘들어서 나는 그것을 3N요법이라 이름 짓고 알려 주기로 했습니다.

"의사인 나 자신도 요를 마시고 안전성 확인."

내가 요료법을 시작한 것은 5년 전입니다. 요료법의 제창자인 나까오 선생이 요의 효과와 체험자들의 감사 편지를 보여 주면서 설명하는 진지한 태도에 감복되어 시작한 것입니다. 그렇다고 사회적인 책임에서 경솔하게 환자에게 요료법을 권할 수 없었습니다. 그래서 나 스스로가 3년간 숨어서 요를 마시며, 더러운 것이 아니다, 요에는 아무런 독이 없다는 것을 혈액검사에서 확인했습니다.

또한 3년 전부터 머리에 나기 시작한 검은 머리, 좋은 혈색, 어깨 통증이 없어진 점 등, 사실 효과에 자신을 갖고 처음으로 환자에게 요료법을 권하게 된 것입니다. 오까모토 씨와 같은 신장 결석이나 전립선 비대증이 요로 치유되는 것은 나의 경험으로서는 그렇게 대단한 것이 아닙니다. 현대의학에서도 낫지 않는 난치병에 고생하는 사람들에게 복음이 되는 사례의 하나입니다.

— 사노 외과의원 원장

[정력 증강] 12년간의 십이지장 궤양이 낫고 정력 증강

— 경비원, 59세, 吉田降之

■ 생각지도 않았던 정력 증강

12년 전의 일입니다. 신경성 위염이 악화되고 게다가 위 포립과 십이지장 궤양이 발병해서 입원했습니다. 병원에서는 수술을 권했지만 겁이 나서 끝까지 약물 치료만 받고 퇴원했습니다. 그 뒤 계속해서 약을 먹으니까 통증이 없어져 매일 밤 맥주 한 병, 술 서너 병쯤 마셨는데 약 1년 전쯤부터는 공복시 통증이 또다시 심하게 나타났습니다. 통증이 심할 때는 약국에서 약을 사다 먹었습니다. 그런데 술기운이 없는 공복시에는 더욱 격통이 와서 회사도 못 나가고 누워만 있었습니다. 그런데 어느 날 요료법에 의해 위궤양이 나았다는 보도를 듣고 당장 요료법을 시작했습니다.

처음에는 반 컵만 시작했습니다. 짜고 쓰고 냄새가 나고 해서 마시기가 힘들었지만 그래도 통증을 멈춘다니까 굳게 결심하고 한방약으로 생각하며 마시기 시작한 것입니다. 3일째는 설사를 하면서 검은 변이

나왔습니다. 그런데 이상하게 복통은 없었습니다. 그리고 설사도 곧 멈췄습니다. 지금 생각하면 불가사의한 설사였습니다. 요는 처음에 진한 홍차색이었는데 차차 레몬색으로 변했습니다. 그래서 나오는 요를 전부 마시기로 하고 밤에도 마셨습니다. 그러나 장어구이를 먹은 뒤의 요는 별로 좋은 것 같지 않아서 피했습니다. 2주일 뒤부터는 병원에도 가지 않고 약을 먹지 않았어도 몸은 그런 대로 좋았습니다. 그래서 습관대로 또 매일 밤 맥주 한 병, 술 2홉 정도, 담배 한 갑은 계속하지만 지금은 통변도 좋고 공복시 통증도 없습니다. 또 어느새 식욕도 변해서 육류는 좋아하지 않았었는데 생선회나 국수 같은 것이 좋아졌습니다.

그리고 놀라운 것은 3개월쯤 되었을 때 정말 10년 만에 아침에 발기가 시작된 것입니다. 그것도 보통이 아닙니다. 스스로도 놀라운 정력 증강이 왔습니다. 오랜 결혼 생활에서 처음으로 매일같이 부부생활을 했습니다. 누구보다 놀란 것은 집사람입니다. 나는 억제하기 어렵지만 집사람이 싫어해서 요즘은 주 1회 정도로 참는데 정말 애인이라도 갖고 싶은 심정입니다. 위 상태도 아주 좋고 밤에도 숙면하면 피로도 모

릅니다. 이제는 새로운 사업에라도 도전할 자신이 솟
아납니다.

■ **의사의 한마디** · · · · · · · · · · · ·
"정력이 증강한 것은 국소의 혈류가 촉진된 탓."

십이지장 궤양이 나은 것은 요중의 혈관 확장작용
(prostaglandin E1)에 의한 위액 분비 억제작용 때문에 쾌
유된 것으로 압니다. 또 음뇨 후 3~6개월 안에 있었
던 아침의 발기 현상을 여러 분에게서 듣고 있습니
다. 별로 신기한 것이 못 되며 당연한 일입니다(중증의
간염으로 10년이나 잊었던 사람도 동일함). 정력이 증강하는 것은
요 속의 남성 호르몬(호르몬은 미량이라도 효과)에 의해 뇌하
수체가 자극되기 때문입니다. 동시에 요의 혈관 확장
작용에 의해 국소의 혈관이 확장돼 칼리크레인
(Kallikrein)에 의해 혈류가 촉진되기 때문에 국소에 혈
액이 모여서 발기되는 것입니다. 전국에 정력 증강을
바라는 사람들이 많은 줄 아는데 그 사람들을 위해서
당신의 체험기는 큰 힘이 될 것입니다.

— 니시다(西田) 창건연구소 의학박사

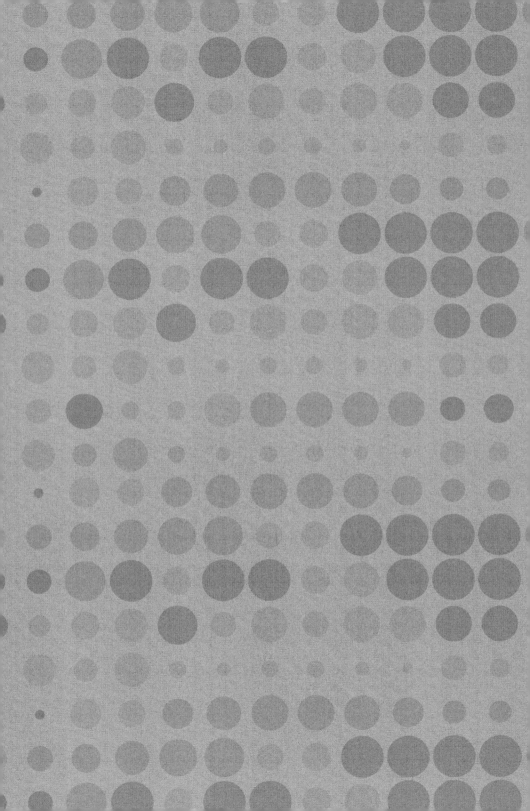

Chapter 9

요료법에 대한 모든 의문과
불안에 대답해 드립니다

Chapter9

문 아토피성(Atopy) 피부염(과민성 피부염)으로 요료법을 시작했습니다만 별로 효과가 없습니다. 마시는 양을 늘려야 할까요? 지금은 반 컵 정도 마시고 있습니다.

답 아토피성 피부염은 선천성 만성병으로, 체질부터 개선하지 않으면 안 되는 병에 대해서 요료법의 효과가 나타나는 것은 시간이 걸립니다. 얼마 동안이나 마셨는지 모르지만 아직 효과가 나타날 정도까지는 이르지 못한 것 같습니다. 요료법은 단번에 뿌리를 뽑는다고 한 번에 많은 요를 마셔서 효과가 나타나는 것이 아니고 조금씩 계속하는 것이 중요합니다. 그렇게 하다 보면 꼭 효과가 나타나기 마련입니다. 그것을 믿으시고 지금의 양을 계속해 주십시오.

문 요료법은 여러 가지 병에 잘 듣는 모양인데 그렇다면 요료법이 잘 듣지 않았던 병의 예는 없습니까?

답 요료법을 하는 사람은 모두 의료에서 외면당한 말기 증상의 사람들이 많습니다. 상태가 최악인 경우에 시작하면 효과를 기대하기 힘듭니다. 효과를 못 본 예도 적지 않게 있습니다. 좀 일찍 끈기 있게 계속하면 골절과 같은 기질적, 다시 말해 장기나 조직의 형태적 장애를 제외한 모든 병에는 100% 듣습니다.

문 저희 아이들(3세, 5세)도 아토피성 피부염인데 어린이에게도 요료법이 괜찮을까요?

답 괜찮습니다. 아이들의 채뇨가 어려우면 어머니의 요라도 좋습니다. 작은 잔으로 한 잔 정도, 매일 아침 먹이십시오. 물에 타거나 주스나 된장국에 섞어 먹여도 좋습니다.

4

문 우울증에도 듣는다고 했는데 심신증에도 효과가 있습니까? 신경증(노이로제) 등의 정신병은 어떻습니까?

답 이 병에 듣는가, 저 병에 듣는가란 질문이 많은데 그것은 요를 병 치료를 위한 때만 마시는 약제와 동일시하고 있기 때문입니다. 요란 그런 약제가 아닙니다. 약을 초월한 완전 물질입니다. 때문에 자연치유력을 높여서 병을 낫게 하고 건강할 때는 몸 상태를 조절해 주는 병의 예방, 건강증진을 시키는 것입니다. 물론 심신병이나 노이로제에도 잘 듣습니다. 그러한 병이 요를 마시고 극적으로 치료된 실례는 얼마든지 있습니다.

5

문 피부에 직접 발라서 무좀이 낫는다고 들었습니다. 음부 습진에도 듣습니까? 또 상처에 바르는 것은 어떻습니까?

답 무좀에는 요를 붓 같은 것으로 바르고 마르면 또 한 번 바른 후 마르면 그때 양말을 신으면 됩니다. 이것을 매일 아침 한 번씩 일주일 계속하면 낫습니다. 고부백선은 무좀과 같은 백선균익 때문에 당연히 낫습니다. 음양습진에도 듣고 또 상처에 요를 바르는 것은 예로부터 있었던 민간 요법의 하나로서 의성 히포크라테스도 이용했습니다. 괜찮습니다.

6

문 어머니가 알츠하이머 병(Alzheimer disease: 노인성 치매의 하나. 뇌가 위축하는 병)으로 치매증이 있는 것 같은데 어머니가 마셔도 될까요? 또 그런 예가 있는지요?

답 기억력이 흐려지는 사람에게 먹였더니 조금은 좋아진 것 같다는 보고를 받은 바 있지만 내가 직접 확인한 예는 없습니다. 치매증이 낫는다고 장담할 수는 없지만 그 예방에는 확실히 효과가 있습니다. 치매증이 생기기 전에 마시는 것이 좋습니다.

7

문 난치병의 근무력증에 효과가 있습니까, 또 난치병에도 효과가 있는지요?

답 전술한 바와 같이 요는 특정의 병을 대상으로 한 약이 아닙니다. 근무력증에 대한 치료의 실례는 없습니다. 따라서 모든 근무력증에 반드시 듣는다고는 말할 수 없습니다. 그러나 인체가 본래부터 갖고 있는 자연치유력(Homeostasis: 몸을 언제나 일정한 상태로 유지하려는 능력)이 요를 마시면 확실히 높아진다는 것은 사실입니다. 다시 말하면 요료법을 계속하면 몸 전체의 상태가 좋아지기 때문에 근무력증뿐만 아니라 어떠한 난치병에도 일정한 효과를 얻을 수 있을 것입니다. 요료법으로 치유되는 것도 있을 것이며 어느 정도 가벼워지는 것도 있을 것입니다.

8

문 AIDS가 치료된 사람은 없습니까, 또 암의 말기 증상에도 효과가 나타날까요?

답 에이즈도 낫습니다. 스위스 청년이 치료된 사례

를 발표한 보고서가 있습니다. 한국에도 MCL 연구회 회원 중 치료된 예가 있습니다(2년간 프로폴리스 병용). 암의 경우, 요료법의 효과가 나타나기까지 2~3개월은 걸립니다. 때문에 적어도 그 이상의 수명이 없으면 효과가 나타나기 전에 사망해 버리는 것이겠지요.

말기 암도 6개월 이상 수명이 있으면 나을 가망은 있습니다. 이런 경우 현대의료도 병용하면서 요료법을 합니다.

문 **요료법은 모든 병에 듣는다고 하는데 요료법이 특히 잘 듣는 타입의 병은 어떤 것입니까?**

답 특별한 병이란 것이 없이 일찍 실행한다면 어떠한 병에도 효과가 있습니다. 현대의학에서 치유하지 못한 만성병에 시도해 보면 그 효과를 잘 알 수 있을 것입니다.

10

문 암 치료를 위해 항암제를 맞고 있는데 그러한 요도 괜찮겠습니까?

답 괜찮습니다. 병원에서 치료를 받으면서 항암제와 병용해서 요료법을 계속해 주십시오.

11

문 요료법으로 혈압이 내려간다고 듣고 있습니다만 나는 오히려 혈압이 올라갔습니다. 그냥 계속해야 할까요? 아니면 나에게는 맞지 않는 것일까요?

답 혈압은 비교적 잘 변동합니다. 어쩌다 높을 때 측정하여 요 때문이라고 생각하는 것이 아닌지요. 혹은 일대 결심을 하고 요를 마신다는 그 정신적 흥분에 의해 일시적으로 혈압이 올라갔는지도 모릅니다. 요료법이 혈압에 악영향을 끼칠 걱정은 없습니다. 요가 맞지 않는 사람은 없습니다. 고혈압의 경우 강압제와 병용하면 좋을 것입니다.

문 수면제를 먹고 있습니다만 그 약 성분이 요로 나와서 약을 과용하는 것이 아닌지요?

답 수면 효과를 나타낸 뒤의 극히 미량의 성분이 요에 나오기 때문에 그것을 먹어도 또 배설되기 때문에 걱정할 필요는 전혀 없습니다.

문 고혈압으로 염분을 제한하고 있습니다만 맛이 짠 나의 요를 마시면 염분을 과음하는 것이 아닌가 걱정입니다. 어떻습니까?

답 요에 포함된 염분은 문제 삼을 필요가 없는 극히 미량입니다. 게다가 요가 짠 원인은 염화칼륨과 염화나트륨에 의한 것입니다만 염화칼륨은(염화나트륨과 반대로) 혈압을 내리는 작용을 합니다. 요에는 염화나트륨보다 염화칼륨쪽이 혈액 중에 비교적 많이 포함돼 있으니까 오히려 혈압을 내리는 작용을 합니다.

문 방광염으로 고생하고 있습니다만 세균이 들어 있는
나의 요를 마셔도 괜찮을까요?

답 괜찮습니다. 균이나 균과 싸운 항체가 들어 있
는 요를 마시니까 방광염에 효과가 있는 것입니
다. 게다가 균은 소화관에 들어가면 강력한 산
에 의해 죽습니다.

15

문 당뇨병이나 신장염의 경우, 당이나 단백질이 요에 나
올 텐데 그러한 요를 마음대로 먹어도 좋을까요?

답 관계없습니다. 요를 통해 나오는 당이나 단백질
등은 식품에 비하면 극히 미량이기 때문에 그런
걱정은 필요 없습니다.

16

문 지금 강압제를 먹고 있습니다. 약을 먹어도 괜찮은
지? 약의 성분이 어느 정도 나오는 그 요와 함께
약을 먹게 되면 약의 복용량이 초과되는 것이 아닌
지요?

답 요에 나오는 것은 약의 유효 성분이 체내에서 소화된 뒤의 성분으로 약 그 자체가 아니니까 그 요를 마셔도 약의 복용량이 초과되는 것은 결코 아닙니다.

문 임신 3개월인데요. 임신중에 요료법을 실행하면 태아나 모체에 무슨 해는 없을까요?

답 전혀 해는 없습니다. 당초 태아 자체가 자궁에서 배설한 자기의 요를 마시며 크고 있습니다(분만 직전의 태아는 1일 약 500㎖의 양수를 먹으며 그것과 같은 양의 요를 배설한다고 함).

문 하루에 최소한 어느 정도 요를 마시면 좋습니까? 또 몇 잔까지 마셔도 괜찮은지요?

답 건강한 사람이 병의 예방이나 건강 증진을 목적으로 요를 마신다면 30~50㎖ 정도가 좋습니다. 요료법의 목적으로 하루에 나오는 전량의 요를 마시는 사람도 있습니다. 그래도 별다른 이상은 나타나지 않습니다. 그러나 평균적으로는 1회에 150~200㎖로 하루 두세 번이 좋을 것입니다.

문 채뇨해서 곧 마시려고 하니 지린내 때문에 좀 거북스러운데 배설해서 오래된 것은 효과가 없는지요?

답 효과를 말하는 것보다 위생상의 문제가 있습니다. 배설해서 시간이 오래된 요에는 잡균이 증식합니다. 가급적이면 빨리 마시는 것이 좋습니다. 요를 냉장고에 보관했을 때는 1, 2일된 요도 마실 수 있습니다.

문 요료법을 하면 요의 지린내가 입 속에 퍼져서 입에서 썩은 냄새가 나는 일은 없을까요?

답 그런 걱정은 전혀 없습니다. 오히려 구내염이나 치주염이 치료되어 구취가 없어집니다.

문 병에 따라서 음뇨량에 차이가 있습니까? 또 목적이 예방과 치료에 따라 요량의 차이가 있습니까?

답 병이라기보다는 사람에 따라 다릅니다. 마셔서 기분이 상쾌하면 그 사람의 적량이니까 자기의 몸으로 판단해 주십시오. 일반적으로 예방에는 50㎖ 정도, 치료에는 100~200㎖ 정도입니다.

문 요의 색과 맛이 매일 다른데 그래도 일정하게 마셔도 좋은지요?

답 마셔도 좋습니다. 그때의 몸 상태에 따라서 당연히 요의 성분도 변하기 때문에 그 요를 마시는 것이 좋습니다.

문 왜 새벽의 첫 요가 좋은지요? 낮이나 밤의 요는 효과가 떨어지는 것인가요?

답 뇌가 쉬고 있을 때는 SPU라는 수면물질을 포함한 호르몬이 분비되는데 그 물질은 체내의 병원

균과 대항해서 이길 수 있는 면역물질을 증식시
키는 작용을 한다고 합니다. 새벽의 첫 요에는
이 SPU란 물질이 포함돼 있는 것이 특징입니
다. 그러나 낮이나 밤의 요의 효과가 현저하게
떨어지는 것은 결코 아닙니다.

문 호전반응이 심하게 나타나서 고생하고 있습니다. 마
시는 요의 양을 줄이면 나타나지 않을까요?

답 반응이 너무 심하면 음뇨량을 좀 줄이는 것도
좋겠지요. 그러한 호전반응은 병이 낫는 징조이
기 때문에 참고 견디는 것이 더욱 좋습니다.

문 호전반응은 어떤 것이 있습니까? 구체적으로 그 현
상을 가르쳐 주십시오.

답 흔히 볼 수 있는 것이 가려움, 습진입니다만 류
머티즘, 헤르페스, 신경통 등을 동반하는 병의
경우는 통증이 일시적으로 증강합니다. 미열,
설사, 권태감, 잠이 오는 경우도 있습니다.

26

문 증상의 악화인지 또는 호전반응인지 그것을 구별하는 방법은 없는지요?

답 요료법으로 병이 악화되는 일은 전혀 없습니다. 호전반응은 마치 증상의 악화처럼 보이지만 그것이 곧 병이 낫는 징조입니다.

27

문 호전반응이란 의학적으로 인정받고 있는 현상입니까?

답 병에 대항하는 자연치유력을 증가시키는 물질이 만들어져 나올 때의 생체반응이기 때문에 당연히 인정하고 있습니다. 한방에서도 '만약 어지럽고 눈앞이 캄캄하지 않으면 그 병은 낫지 않으리라' 란 말도 있습니다. 이 말도 곧 호전반응을 뜻하는 것입니다.

28

문 호전반응은 얼마나 계속되면 없어지는지요? 보통 평균치라도 좋으니까 알고 싶습니다.

답 일주일 정도 지나면 없어지는 사람이 많습니다 만, 오래 가는 사람은 1개월 정도 가는 사람도 있습니다.

문 **요료법의 체험담에서 가끔 안약으로 요를 쓴다는 말 도 있는데 위험하지 않을까요?**

답 건강한 요면 괜찮습니다. 그러나 방광염 등으로 세균이 있는 요라도 마시면 소화관의 산에서 살 균돼 문제가 없지만 눈의 점막에 직접 닿게 되 면 감염될 우려가 있으니 이때는 안약으로 쓰지 않는 것이 좋을 것입니다.

문 **요료법을 시작하면 현재 병 치료를 위해 먹고 있는 약들을 중지해야 할까요?**

답 지금 먹고 있는 약에도 관계가 있지만 당장 중 지하면 반동적으로 병이 악화되는 경우가 있습 니다. 증상을 잘 관찰하면서 서서히 중지하는 것이 좋을 것입니다.

31

문 요료법이 정말 효과가 있다면 죽자살자 먹겠는데 만약 효과가 없다면 마신 것을 후회할 것 같은데요. 요료법이 전혀 듣지 않는 경우도 있습니까?

답 전혀 듣지 않는 경우는 없습니다. 다만 수명이 이미 다 된 사람에게는 별문제입니다.

32

문 요료법을 계속하고 있습니다만 별로 효과가 없습니다. 마시는 요의 양이 부족해서 그런 것일까요?

답 글쎄요. 마시는 요의 양이 부족한 것인지 아니면 시작한 그 기간이 짧은 탓인지 둘 중의 어느 것에 해당할 것입니다.

33

문 TV에서 요료법을 봤습니다. 그 중에는 의사가 부정적인 반론을 하고 있었는데 정말 효과가 있는 것입니까?

답 정말 효과가 있습니다. 실제로 요료법을 체험하지 않은 의사가 상식적으로 말하는 것은 당치

않는 얘깁니다.

34

문 요를 마시면 건강 상태를 안다고 체험기에도 써 있습니다만 요의 어떤 색, 어떤 맛, 어떤 냄새가 건강한 것입니까?

답 그것은 말하기 어려운 질문입니다. 말로 그냥 표현하기에는 곤란합니다. 어쨌든 건강한 요는 마셔서 싫은 느낌이 별로 없고 상쾌한 기분마저 듭니다. 오래 계속하면 익숙해져 자연히 알게 됩니다. 그 느낌을 체험하도록 노력해 보십시오.